国家卫生健康委员会"十三五"规划教材

全国高等职业教育配套教材

供医学影像技术专业用

X线摄影检查技术 实训与学习指导

主　编　李　萌　张晓康

副主编　杨尚玉　黄兰珠　程曙文

编　者（以姓氏笔画为序）

王　利　泰山护理职业学院
王宝才　红河卫生职业学院
李　冰　四川卫生康复职业学院
李　萌　山东医学高等专科学校
李圣军　山东医学高等专科学校
杨尚玉　鹤壁职业技术学院
杨德武　北京卫生职业学院
邱勇钢　绍兴第二医院
沈秀明　上海市松江区卫生人才培训中心
张云鹏　邢台医学高等专科学校
张晓康　辽东学院医学院
张益兰　江苏医药职业学院
范文亮　华中科技大学同济医学院附属协和医院
欧阳光　永州职业技术学院
黄兰珠　福建卫生职业技术学院
黄翔静　雅安职业技术学院
曹　阳　白城医学高等专科学校
崔军胜　南阳医学高等专科学校
程曙文　湖北职业技术学院
蔡小涛　山东第一医科大学

人民卫生出版社

图书在版编目（CIP）数据

X线摄影检查技术实训与学习指导/李萌,张晓康主编.—北京:人民卫生出版社,2020

ISBN 978-7-117-29944-2

Ⅰ.①X… Ⅱ.①李… ②张… Ⅲ.①X射线诊断-医学院校-教学参考资料 Ⅳ.①R814

中国版本图书馆CIP数据核字（2020）第065803号

人卫智网	www.ipmph.com	医学教育、学术、考试、健康, 购书智慧智能综合服务平台
人卫官网	www.pmph.com	人卫官方资讯发布平台

X线摄影检查技术实训与学习指导

主　　编：李　萌　张晓康

出版发行：人民卫生出版社（中继线 010-59780011）

地　　址：北京市朝阳区潘家园南里19号

邮　　编：100021

E - mail：pmph @ pmph.com

购书热线：010-59787592　010-59787584　010-65264830

印　　刷：三河市君旺印务有限公司

经　　销：新华书店

开　　本：787×1092　1/16　　印张：10

字　　数：269千字

版　　次：2020年6月第1版　2024年6月第1版第2次印刷

标准书号：ISBN 978-7-117-29944-2

定　　价：28.00元

打击盗版举报电话：010-59787491　E-mail：WQ @ pmph.com

质量问题联系电话：010-59787234　E-mail：zhiliang @ pmph.com

前　言

　　《X线摄影检查技术实训与学习指导》是国家卫生健康委员会"十三五"规划教材、全国高等职业教育医学影像技术专业教材《X线摄影检查技术》的配套教材。本配套教材根据2018年6月在上海召开的全国高等职业教育医学影像技术专业第四轮规划教材主编人会议精神编写。配套教材依据高等职业教育高端技能型人才的培养目标,注重体现职业素质教育特点,突出强调基本实践技能和学生自主学习能力,体现思想性、科学性、先进性、启发性、适用性原则,以适应高职高专层次"三个特定"(培养目标、学制和学时)的需要。

　　本配套教材共分实训指导和学习指导两部分内容。实训指导共编写了37个实训项目,实际授课内容可根据各校的教学安排、实验实训条件和学生具体情况,进行一定的调整和选做,主教材理论授课学时数与本配套教材实验、实训、专业操作技能测试评价的学时比例原则上按1:1安排。为加强学生对专业知识的巩固、掌握,以及参加大型医用设备上岗证考试、职称晋级考试复习的需要等,本配套教材在学习指导内容中,共编写了600多道练习题,题型符合国家考试的基本要求。

　　本配套教材在编写过程中得到了第二届全国高等职业教育医学影像技术、放射治疗技术专业教育教材建设评审委员会和许多行业专家的具体指导和帮助,在此一并表示感谢。

　　由于编者水平所限,对于本配套教材中存在的不足之处,恳请各位读者在使用中多提宝贵意见,以便改进。

李　萌　张晓康

2019 年 11 月

目　录

实训一　X 线管有效焦点的测试

【实训目标】

理解 X 线管焦点大小和形状的概念;学会 X 线管有效焦点的测试方法。

【实训原理】

利用小孔成像原理。

【实训设备】

X 线机,影像接收器(IR),小孔照相设备,放大镜(标有 0.1mm 刻度),水准仪,米尺。

对于小孔照相设备,其材质为国际辐射单位与测量委员会推荐的合金:金铂合金(90% 的金和 10% 的铂),或钨合金(90% 以上的钨),或铱合金(10% 以下的铱)和铂合金。焦点的尺寸大小及测试时使用的放大率,应符合下表要求。

焦点的尺寸 F/mm	直径 Φ/mm		深度 D/mm		放大率 M
	公称值	公差	公称值	公差	
$0.3 \leq F \leq 1.2$	0.030	±0.005	0.075	±0.010	3
$1.2 < F \leq 2.5$	0.075	±0.005	0.350	±0.010	2
$2.5 < F$	0.100	±0.005	0.500	±0.005	1

注:若无标准小孔,也可在一个 1mm 厚的铅板上作一微孔来代替。

【实训步骤】

1. 将针孔板置于 X 线管下,并用水准仪使小孔成像轴向垂直于胶片。使 X 线中心线垂直穿过小孔到达胶片。

2. 根据 X 线管焦点大小,按上表选择适当的小孔及放大率。

3. 使用 IR,并按下表摄影条件曝光。将曝光后 IR 进行处理,使图像焦点像的最大密度值范围为 0.8~1.2。

最高使用电压	测试管电压	测试用管电流量
$75 \leq kV \leq 150$	最高使用管电压 75kV	实验所用管电压下的最大容许电流的 50%,曝光时间 0.1s
$150 < kV$	最高使用管电压的 50%	

4. 通过附有刻度 0.1mm 的 5 倍或 10 倍放大镜,用肉眼读出图像上焦点的长、宽数值,将该焦点放大像的长、宽尺寸数值除去放大率(焦点的长需乘以 0.7 作为校正值),得到实际的有效焦点大小。

【实训记录】

管电压/kV	管电流/mA	曝光时间/s	焦点长/mm	焦点宽/mm

【实训结果讨论】
计算有效焦点的大小。

实训报告

实训日期：

实训地点：

同组姓名：

报告人：

【实训目标】

【实训设备】

【实训步骤】

【实训记录】

【实训结果讨论】

【指导教师评定】

指导教师：

年　月　日

实训二 照射野的线量分布认知

【实训目标】

验证 X 线照射野各方位上线量分布的特点,理解阳极效应在 X 线摄影检查中的应用原则。

【实训原理】

利用小孔成像原理,显示焦点的方位特性。

【实训设备】

X 线机,IR,直尺,支架,长 20cm、宽 10cm、厚 0.3mm 的铅板 1 块(铅板上设置平行铅板长轴的数行等距的小孔,行距为 1cm,小孔间距为 1cm)。

【实训步骤】

1. X 线管长轴方向有效焦点尺寸的测试

(1)将 IR 放在摄影台上,在 IR 上放一支架,已打孔的铅板置于支架上,焦点到铅板距离为 20~25cm,使铅板的中间一行小孔平行于 IR 长轴,且使居中小孔与中心线垂直。

(2)在 IR 上标记 X 线球管的阳极或阴极方向。

(3)调整 X 线管,使长轴平行于 IR 长轴,焦点和 IR 分别至居中小孔的距离相同,中心线对准铅板上居中小孔垂直射入 IR。

(4)摄影条件设置为 50kV、100mA、0.1s,进行曝光。

2. X 线管短轴方向有效焦点尺寸的测试 测试方法除使 IR 与 X 线管长轴方向垂直外,其他与上述步骤相同。

3. 照射野不同方位的线量分布测定

(1)将 IR 置于摄影台上;

(2)X 线管长轴与 IR 长轴平行;

(3)X 线中心线对 IR 中点曝光。

4. 按上述步骤分别进行 IR 处理后,获得 3 幅图像。用密度计测量照射野不同方位上各点的密度值(线量分布)。

【实训结果讨论】

1. 记录照射野各方位上的有效焦点的大小和线量分布。

2. 分析焦点的方位特性、焦点的阳极效应以及焦点面上的线量分布。

实 训 报 告

实训日期：

实训地点：

同组姓名：

报告人：

【实训目标】

【实训设备】

【实训步骤】

【实训记录】

【实训结果讨论】

【指导教师评定】

指导教师：

年　月　日

实训三 X线管焦点极限分辨力的测试

【实训目标】

学会 X 线焦点的极限分辨力的测试方法,理解焦点大小对极限分辨力的影响关系。

【实训原理】

焦点是一个有一定面积的发光源,焦点的极限分辨力是在规定测量条件下不能成像的最小空间频率值,是星形测试卡测试时在星形测试卡像面上出现第一个模糊带所对应的空间频率值。

【实训设备】

X 线机(能选择大、小焦点),IR,星形测试卡,直尺,胶片,观片灯,带刻度的放大镜。

【实训步骤】

1. 将星形测试卡置于 X 线管与 IR 之间(星卡至窗口距离大于25cm)。X 线中心线对准星卡中心,并垂直于星卡平面。

2. 摄影条件设置为 75kV 和 50mAs,分别进行大焦点和小焦点的曝光。调节星卡至焦点和 IR 的距离,使测得的星卡图像上两个方向上的最外模糊区尺寸 Z_W、Z_L 大于或尽量接近影像直径的 1/3,但不小于 25mm,以达到图像出现 2~3 次模糊和伪影为宜。图像的最高密度范围为 1.0~1.4。

3. 测量星卡图像上 X 线管短轴方向和 X 线管长轴方向上的模糊区直径(Z_W、Z_L)及星卡图像的放大率(M),并根据已知楔条顶角的角度,代入公式 $R_{fw} = \dfrac{M-1}{Z_W \theta}$ 及 $R_{fl} = \dfrac{M-1}{Z_L \theta}$ 中,计算得出焦点面上 X 线管短轴方向与 X 线管长轴方向的极限分辨力 $R_{fw} = \dfrac{M-1}{Z_W \theta}$ 和 $R_{fl} = \dfrac{M-1}{Z_L \theta}$。

【实训结果讨论】

1. 测量并计算大、小焦点条件下的极限分辨力。

2. 分析极限分辨力与焦点面积、形状及线量分布的关系。

实 训 报 告

实训日期:

实训地点:

同组姓名:

报告人:

【实训目标】

【实训设备】

【实训步骤】

【实训记录】

【实训结果讨论】

【指导教师评定】

指导教师:

年　月　日

实训四 X线影像的几何学模糊认知

【实训目标】

掌握X线影像的几何学模糊对锐利度的影响关系,学会X线影像中几何学模糊的控制方法。

【实训原理】

X线管焦点是具有一定面积的发光源,在X线摄影成像时由于几何学原因而形成半影,即几何学模糊。

【实训设备】

X线机(能选择大、小焦点),IR,矩形测试卡。

【实训步骤】

1. 将IR平放于摄影台上,将矩形测试卡平放于IR上,采用小焦点,FFD为90cm,用40kV和10mAs的摄影条件进行曝光。

2. 采用大焦点进行曝光,其他条件同步骤1。

3. 将矩形测试卡与IR距离调至30cm,采用小焦点进行曝光,其他条件同步骤1。

4. 将矩形测试卡与IR距离调至30cm,采用大焦点进行曝光,其他条件同步骤1。

【实训结果讨论】

1. 对比观察用大、小焦点分别摄取的矩形测试卡图像。

2. 对比观察用不同焦点到测试卡距离分别摄取的测试卡图像。

3. 对比分析焦点大小不同和焦点至测试卡距离不同时,图像几何学模糊的不同。

实 训 报 告

实训日期：

实训地点：

同组姓名：

报告人：

【实训目标】

【实训设备】

【实训步骤】

【实训记录】

【实训结果讨论】

【指导教师评定】

指导教师：

年　　月　　日

实训五 数字成像原理（CR、DR 见习）

【实训目标】

掌握 CR、DR 系统的成像原理及过程,熟悉 CR、DR 系统的基本操作和影像处理对图像质量的影响。

【实训原理】

CR 系统成像原理及操作过程;DR 系统成像原理及操作过程。

【实训设备】

CR 系统,DR 系统,激光打印机,激光胶片。

【实训步骤】

1. CR 系统的基本操作

（1）CR(包括模拟 X 线机、IP、影像阅读器及工作站)系统开机。

（2）将 IP 放置于影像阅读器中用强光照射,消除可能存在的潜影。

（3）检查前认真阅读检查申请单,仔细核对被检者信息,明确摄影部位和检查目的。

（4）摘除影响图像的物品,必要时训练被检者呼吸。

（5）在操作界面输入被检者的 ID、姓名、年龄、性别等信息,并选好将要摄影部位。

（6）选用手部作为摄影对象,以 IP 作为影像接收器,在检查床上摆好被检者体位,调节中心线、照射野和焦片距,并做好辐射防护,进行曝光摄影。

（7）将已曝光的 IP 采用打码器识别 IP 的条码,将 IP 内的影像信息与被检者的基本信息组合在一起。

（8）将 IP 插入到影像阅读器的槽中进行影像的读取。

（9）将获得数字图像进行谐调参数、空间频率参数的调节,确定影像符合要求并由激光打印机打印输出。

2. DR 系统的基本操作

（1）DR 系统开机:打开总电源,开启探测器、机架和高压发生器电源,开启计算机,运行 DR 软件。

（2）检查前认真阅读检查申请单,仔细核对被检者信息,明确摄影部位和检查目的。

（3）摘除影响图像的物品,必要时训练被检者呼吸。

（4）在操作界面输入被检者的 ID、姓名、年龄、性别等信息,并选好将要摄影部位。

（5）选择手部为摄影对象,以 PDF 作为影像接收器,在检查床上摆好被检者体位,调节中心线、照射野和焦片距,并做好辐射防护,进行曝光摄影。

（6）将获取的数字图像进行后处理,由激光打印机打印输出。

【实训记录】

摄影体位	焦点大小	管电压/kV	管电流/mA	曝光时间/s	FFD/cm	滤线栅/+/-
手后前位						
手前后斜位						
手后前斜位						

【实训结果讨论】

1. 叙述 CR、DR 系统的成像过程。

2. 讨论 CR、DR 系统的后处理参数对影像的影响。

实 训 报 告

实训日期:

实训地点:

同组姓名:

报告人:

【实训目标】

【实训设备】

【实训步骤】

【实训记录】

【实训结果讨论】

【指导教师评定】

指导教师:

年 月 日

实训六 医学影像检查接诊、划价、分诊、预约、登记

【实训目标】

学会与被检者进行正确的沟通交流,学会正确的移动被检者,熟练掌握影像检查中接诊、划价、预约、分诊、登记等工作的规范操作。

【实训原理】

根据临床检查需求,按放射科职业规范进行被检者的接诊、划价、预约、分诊、登记等工作的操作。

【实训设备】

PACS 系统登记台。

【实训步骤】

1. 案例引入

案例1 患者,男性,45 岁。1 小时前滑倒,右手畸形,不能伸直,疼痛,活动受限。门诊医生初步诊断右侧手掌骨骨折,申请摄影右手正位和右手后前斜位。

案例2 患者,女性,50 岁。大便次数增多,便血、腹痛伴消瘦 1 个月余。门诊医生初步诊断为结肠占位性病变,申请钡剂灌肠造影检查。

案例3 患者,女性,60 岁。颈部疼痛伴上肢麻木数年。门诊医生初步诊断颈椎病,申请 MRI 颈椎检查。

2. 接诊程序

(1)被检者接诊:接收被检者申请单,按照检查内容进行划价,引导被检者交费或住院记账。

(2)案例分析:①案例 1 中被检者为外伤来院就诊,无需准备和预约,划价后引导患者交费后分诊到 X 线检查室,并立即进行摄影检查;②案例 2 应有术前准备,被检者按要求服用泻药或进行清洁灌肠,第 2 天方可分诊到 X 线造影室进行检查;③案例 3 无需准备和预约,引导患者交费后分诊到 MRI 检查室进行检查。

(3)登记内容:被检者 ID 号、被检者姓名、性别、年龄、电话号码、临床症状、检查室、检查部位、操作者姓名、申请医师姓名等。

【实训结果讨论】

1. 对被检者不同的检查项目如何进行接诊、划价、分诊、预约、登记?

2. 被检者登记的主要内容包括哪些?

3. 影像技师在登记接诊工作中的沟通规范有哪些?

实 训 报 告

实训日期:

实训地点:

同组姓名:

报告人:

【实训目标】

【实训设备】

【实训步骤】

【实训记录】

【实训结果讨论】

【指导教师评定】

指导教师:

年　月　日

实训七　数字 X 线摄影图像后处理

【实训目标】

熟练掌握图像基本处理的技术操作;学会医学图像质量分析,并进行合理的图像增强处理操作。

【实训原理】

图像后处理技术的临床应用,图像增强处理的技术原理及操作步骤。

【实训设备】

数字 X 线摄影系统,PACS 系统。

【实训步骤】

1. 图像质量分析

(1) 调取图像,查看图像的标注信息。

(2) 参阅检查单,明确图像测量的临床需求。

(3) 进行图像的噪声及对比度分析。

2. 医学图像基本处理

(1) 对影像体位的设计信息和感兴趣区域进行标注。

(2) 测量感兴趣区的像素密度值、平均值、标准差和长度、角度、面积等信息。

(3) 根据摄影体位的不同,进行图像显示范围的裁剪重置。

3. 医学图像增强处理

(1) 根据灰度直方图的分布情况,进行图像的灰度变换操作。

(2) 根据信噪比的评估情况,进行图像的平滑降噪操作。

(3) 根据组织结构边缘的清晰程度,进行图像的锐化处理操作。

【实训记录】

医学图像	标注信息	测量数据	裁剪大小	灰度变换	平滑降噪	锐化处理
病例 1						
病例 2						
病例 3						

【实训结果讨论】

1. 总结灰度变换的临床应用及操作分析。

2. 总结平滑降噪的临床应用及操作分析。

3. 总结锐化处理的临床应用及操作分析。

实 训 报 告

实训日期：

实训地点：

同组姓名：

报告人：

【实训目标】

【实训设备】

【实训步骤】

【实训记录】

【实训结果讨论】

【指导教师评定】

指导教师：

年 月 日

实训八 手正位、斜位 X 线摄影

【实训目标】

熟练掌握手正位、斜位的摄影操作;熟悉手部摄影的临床应用及注意事项;学会手部影像的基本质量评定。

【实训原理】

根据 X 线的几何投影原理,中心线按后前方向通过伸直自然分开的手部,投影到 IR 上,摄取手正位影像;中心线按后前方向通过掌面与 IR 约呈 45°手部,投影到 IR 上,摄取手后前斜位影像;中心线按前后方向通过手背与 IR 约呈 45°手部,投影到 IR 上,摄取手前后斜位影像。

【实训设备】

X 线机,IR,激光打印机,PACS 系统。

【实训步骤】

1. 手后前位摄影

(1) IR 设置:将 IR 置于摄影床一端。

(2) 摄影体位设计:被检者穿好铅围裙侧坐于摄影床一端,被检侧手掌向下,平放并紧贴于 IR,手指伸直自然分开,第 3 掌骨头置于 IR 中心。

(3) 中心线校对:移动 X 线球管,调节摄影距离为 80cm,中心线对准第 3 掌骨头垂直射入。

(4) 照射野调节:调节照射野,能容下被检部位(包括手掌指骨及腕关节)即可。

(5) 摄影条件选择:调节摄影条件或采用自控曝光模式,参考管电压为 45~50kV、管电流为 100mA、曝光时间为 0.08s。

(6) 图像质量评价及处理:根据临床诊断需要进行图像质量评价,图像处理后打印胶片并传输至 PACS 系统。

2. 手前后斜位摄影

(1) IR 设置:将 IR 置于摄影床一端。

(2) 摄影体位设计

被检者穿好铅围裙侧坐于摄影床一端,被检侧手呈侧位,然后外旋使手背与 IR 约呈 45°角,各手指自然分开,第 4、5 指骨背侧触及接收器,第 3 掌骨头置于 IR 中心。

(3) 重复手后前位摄影中的第(3)、(4)、(5)、(6)步。

3. 手后前斜位摄影

(1) IR 设置:将 IR 置于摄影床一端。

(2) 摄影体位设计:被检者穿好铅围裙侧坐于摄影床一端,被检侧手掌向下,小指和第 5 掌骨触及 IR,外旋使掌面与 IR 约呈 45°角,手指均匀分开且稍弯曲,各指尖触及接收器,第 3 掌骨头置于 IR 中心。

(3) 重复手后前位摄影中的第(3)、(4)、(5)、(6)步。

【实训记录】

摄影体位	焦点大小	管电压/kV	管电流/mA	曝光时间/s	FFD/cm	滤线栅/+/-
手后前位						
手前后斜位						
手后前斜位						

【实训结果讨论】

1. 手正、斜位的中心线分别对准手部的什么解剖部位？

2. 手后前斜位和前后斜位摄影手掌与接收器所成的角度分别是多少？

3. 手后前斜位和前后斜位的临床应用有什么不同？手后前斜位上哪几个掌骨显示清楚？前后斜位上哪几个掌骨显示清楚？

实 训 报 告

实训日期:

实训地点:

同组姓名:

报告人:

【实训目标】

【实训设备】

【实训步骤】

【实训记录】

【实训结果讨论】

【指导教师评定】

指导教师:

年　月　日

实训九 腕关节X线摄影

【实训目标】

熟练掌握腕关节正位、侧位及尺偏位的摄影操作;熟悉腕关节摄影的临床应用及注意事项;学会腕关节影像的基本质量评定。

【实训原理】

根据X线的几何投影原理,中心线按后前方向通过伸直的腕部,投影到IR上,摄取腕关节正位影像;中心线按外内方向通过伸直的腕部,投影到IR上,摄取腕关节侧位影像;中心线按后前方向通过向尺骨侧偏转的腕部,投影到IR上,摄取腕部尺偏位影像。

【实训设备】

X线机,IR,激光打印机,PACS系统。

【实训步骤】

1. 腕关节后前位摄影

(1) IR设置:将IR置于摄影床一端。

(2) 摄影体位设计:被检者穿好铅围裙侧坐于摄影床一端,被检侧肘部弯曲,前臂伸直,掌面向下呈半握拳状或伸直,被检侧腕部紧贴IR,尺桡骨茎突连线中点置于IR中心。

(3) 中心线校对:移动X线球管,调节摄影距离为80cm,中心线对准尺桡骨茎突连线的中点垂直射入。

(4) 调节照射野:调节照射野,能容下被检部位即可。

(5) 摄影条件选择:调节摄影条件或采用自控曝光模式,参考管电压为45~50kV、管电流为100mA、曝光时间为0.08s。

(6) 影像处理及质量评价:根据临床诊断需要进行图像质量评价,图像处理后打印胶片并传输至PACS系统。

2. 腕关节侧位摄影

(1) IR设置:将IR置于摄影床一端。

(2) 摄影体位设计:被检者穿好铅围裙侧坐于摄影床一端,被检侧手呈半握拳或伸直,腕部尺侧在下,腕掌面与IR垂直,尺骨茎突置于IR中心。

(3) 中心线校对:移动X线球管,调节摄影距离为80cm,中心线对准桡骨茎突垂直射入接收器。

(4) 重复腕关节后前位摄影中(4)、(5)、(6)。

3. 腕关节尺偏位摄影

(1) IR设置:将IR置于摄影床一端。

(2) 摄影体位设计:被检者侧坐于摄影床一端,被检侧手和前臂伸直掌面向下,手腕部置于远端抬高20°角的接收器上,腕部置于IR中心,被检测手部尽量向尺侧偏转。

(3) 中心线校对:移动X线球管,调节摄影距离为80cm,中心线对准尺桡骨茎突连线的中点垂直射入接收器。

(4) 重复手后前位摄影中的第(4)、(5)、(6)步。

【实训记录】

摄影体位	焦点大小	管电压/kV	管电流/mA	曝光时间/s	FFD/cm	滤线栅/+/-
腕关节后前位						
腕关节侧位						
腕关节尺偏位						

【实训结果讨论】

1. 腕关节正、侧位摄影时,中心线的入射点是什么?

2. 如何评价腕关节正、侧位图像的质量?

3. 疑似手舟骨骨折应摄取什么摄影体位?摄影体位如何设计?

实 训 报 告

实训日期:

实训地点:

同组姓名:

报告人:

【实训目标】

【实训设备】

【实训步骤】

【实训记录】

【实训结果讨论】

【指导教师评定】

指导教师:

年 月 日

实训十 前臂 X 线摄影

【实训目标】

熟练掌握前臂正、侧位的摄影操作;熟悉前臂摄影的临床应用及注意事项;学会前臂影像的基本质量评定。

【实训原理】

根据 X 线的几何投影原理,中心线按前后方向通过伸直的前臂,投影到 IR 上,摄取前臂正位影像;中心线按外内方向通过肘部弯曲约呈 90°角的前臂,投影到 IR 上,摄取前臂侧位影像。

【实训设备】

X 线机,IR,激光打印机,PACS 系统。

【实训步骤】

1. 前臂前后位摄影

(1) IR 设置:将 IR 置于摄影床一端。

(2) 摄影体位设计:被检者穿好铅围裙侧坐于摄影床一端,被检侧前臂伸直,腕部稍外旋,使前臂远端保持正位体位,肘部及肱骨远端贴紧 IR,前臂长轴与 IR 长轴平行,尺桡骨中点置于 IR 中心。

(3) 中心线校对:移动 X 线球管,摄影距离一般为 80cm,中心线对准尺桡骨中点垂直射入 IR。

(4) 调节照射野:调节照射野,能容下被检部位即可。

(5) 摄影条件选择:调节摄影条件或采用自控曝光模式,参考管电压为 55kV、管电流为 100mA、曝光时间为 0.08s。

(6) 影像处理及质量评价:根据临床诊断需要进行图像质量评价,图像处理后打印胶片并传输至 PACS 系统。

2. 前臂侧位摄影

(1) IR 设置:将 IR 置于摄影床一端。

(2) 摄影体位设计:被检者穿好铅围裙侧坐于摄影床一端,被检侧肘部弯曲约呈 90°角,手呈侧位,前臂尺侧紧贴 IR,肩部下移,尽量接近肘部高度,前臂长轴与 IR 长轴平行,尺桡骨中点置于 IR。

(3) 中心线校对:移动 X 线球管,调节摄影距离为 80cm,中心线对准桡骨中点垂直射入接收器。

(4) 重复前臂前后位摄影(4)、(5)、(6)步。

【实训记录】

摄影体位	焦点 大小	管电压/ kV	管电流/ mA	曝光时间/s	FFD/cm	滤线栅/ +/-
前臂前后位						
前臂侧位						

【实训结果讨论】

1. 前臂前后位、侧位摄影时,中心线对准前臂的什么解剖部位?

2. 前臂摄影时,如何利用 X 线管的阳极效应提高图像质量?

3. 如何评价前臂正、侧位图像的质量?

实 训 报 告

实训日期：

实训地点：

同组姓名：

报告人：

【实训目标】

【实训设备】

【实训步骤】

【实训记录】

【实训结果讨论】

【指导教师评定】

指导教师：

年　月　日

实训十一 肘关节 X 线摄影

【实训目标】

熟练掌握肘关节正、侧位的摄影操作;熟悉肘关节摄影的临床应用及注意事项;学会肘关节影像的基本质量评定。

【实训原理】

根据 X 线的几何投影原理,中心线按前后方向通过伸直的肘关节,投影到 IR 上,摄取肘关节正位影像;中心线按外内方向通过屈曲约呈 90°角的肘关节,投影到 IR 上,摄取肘关节侧位影像。

【实训设备】

X 线机,IR,激光打印机,PACS 系统。

【实训步骤】

1. 肘关节前后位摄影

(1) IR 设置:将 IR 置于摄影床一端。

(2) 摄影体位设计:被检者穿好铅围裙侧坐于摄影床一端,被检侧肘关节伸直,背侧在下,掌心向上,腕部用棉垫、沙袋固定,被检侧肩部放低与肘部持平,内、外上髁连线与 IR 平行,尺骨鹰嘴置于 IR 中心。

(3) 中心线校对:移动 X 线球管,调节摄影距离为 80cm,中心线对准肱骨内、外上髁连线中点垂直射入。

(4) 调节照射野:调节照射野,能容下被检部位即可。

(5) 摄影条件选择:调节摄影条件或采用自控曝光模式,参考管电压为 52kV、管电流为100mA、曝光时间为 0.08s。

(6) 影像处理及质量评价:根据临床诊断需要进行图像质量评价,图像处理后打印胶片并传输至 PACS 系统。

2. 肘关节侧位摄影

(1) IR 设置:将 IR 置于摄影床一端。

(2) 摄影体位设计:被检者穿好铅围裙侧坐于摄影床一端,被检侧肘关节屈曲约呈 90°角,手呈侧位姿势,肩部向下与肘部相平,前臂近端及肘部和肱骨远端呈侧位,尺侧在下,紧贴 IR,肱骨内上髁置于 IR 中心。

(3) 中心线校对:移动 X 线球管,调节摄影距离为 80cm,中心线对准肱骨外上髁垂直射入。

(4) 重复肘关节前后位摄影中的第(4)、(5)、(6)步。

【实训记录】

摄影体位	焦点大小	管电压/kV	管电流/mA	曝光时间/s	FFD/cm	滤线栅/+/-
肘关节前后位						
肘关节侧位						

【实训结果讨论】

1. 肘关节前后位、侧位摄影时,中心线如何入射?

2. 当肘关节不能伸直时,如何摄取肘关节正位?

3. 如何评价肘关节正、侧位图像的质量?

实 训 报 告

实训日期：

实训地点：

同组姓名：

报告人：

【实训目标】

【实训设备】

【实训步骤】

【实训记录】

【实训结果讨论】

【指导教师评定】

指导教师：

年　月　日

实训十二 上臂 X 线摄影

【实训目标】

熟练掌握上臂正、侧位的摄影操作;熟悉上臂摄影的临床应用及注意事项;学会上臂正、侧位影像的基本质量评定。

【实训原理】

根据 X 线的几何投影原理,中心线按前后方向通过伸直的上臂中点,投影到 IR 上,摄取上臂正位影像;肱骨内外上髁相互重叠呈侧位,中心线按外内方向通过上臂中点,投影到 IR 上,摄取上臂侧位影像。

【实训设备】

X 线机,IR,激光打印机,PACS 系统。

【实训步骤】

1. 上臂前后位摄影

(1) IR 设置:将 IR 置于摄影床下方。

(2) 摄影体位设计:被检者穿好铅围裙仰卧于摄影床上,被检侧上肢伸直外展 20°~30°角,掌面向上,使肩、肘与摄影床面平行,上臂和肩部紧贴 IR,上臂长轴与 IR 长轴平行,肱骨中点置于 IR 中心。

(3) 中心线校对:移动 X 线球管,调节摄影距离为 100cm,中心线对准肱骨中点垂直射入。

(4) 调节照射野:调节照射野,能容下被检部位即可。

(5) 摄影条件选择:调节摄影条件或采用自控曝光模式,参考管电压为 57~63kV、管电流为 100mA、曝光时间为 0.08s。

(6) 影像处理及质量评价:根据临床诊断需要进行图像质量评价,图像处理后打印胶片并传输至 PACS 系统。

2. 上臂侧位摄影

(1) IR 设置:将 IR 置于摄影床下方。

(2) 摄影体位设计:被检者穿好铅围裙仰卧于摄影床上,被检侧上臂稍外展,屈肘呈 90°角,手内旋掌面向下置于腹前,将上臂内侧靠近 IR,使肱骨内、外上髁相互重叠呈侧位,上臂长轴与 IR 长轴平行,肱骨中点置于 IR 中心。

(3) 中心线校对:移动 X 线球管,调节摄影距离为 100cm,中心线对准肱骨中点垂直射入。

(4) 重复上臂前后位摄影中的第(4)、(5)、(6)步。

【实训记录】

摄影体位	焦点大小	管电压/kV	管电流/mA	曝光时间/s	FFD/cm	滤线栅/ +/-
上臂前后位						
上臂侧位						

【实训结果讨论】

1. 上臂前后位、侧位摄影时,中心线如何入射?

2. 如何识别上臂正、侧位图像中解剖名称?

3. 如何评价上臂正、侧位图像的质量?

实 训 报 告

实训日期：

实训地点：

同组姓名：

报告人：

【实训目标】

【实训设备】

【实训步骤】

【实训记录】

【实训结果讨论】

【指导教师评定】

指导教师：

年　月　日

实训十三 肩关节及肩胛骨 X 线摄影

【实训目标】

熟练掌握肩关节、肩胛骨正位的摄影操作;熟悉肩关节、肩胛骨摄影的临床应用及注意事项;学会肩关节、肩胛骨正位影像的基本质量评定。

【实训原理】

根据 X 线的几何投影原理,中心线按前后方向通过肩关节,投影到 IR 上,摄取肩关节正位影像;中心线按前后方向通过肩胛骨,投影到 IR 上,摄取肩胛骨正位影像。

【实训设备】

X 线机,IR,激光打印机,PACS 系统。

【实训步骤】

1. 肩关节前后位

(1)IR 设置:将 IR 置于摄影架或摄影床下方。

(2)摄影体位设计:被检者穿好铅围裙站立于摄影架前或仰卧于摄影床上,对侧肩部稍向前斜或垫高,使被检侧肩部紧贴 IR,被检侧上肢伸直稍外展,掌心向前或朝上,头部转向对侧,肩胛骨喙突置于 IR 中心。注意非照射部位的防护。

(3)中心线校对:移动 X 线球管,调节摄影距离为 85cm,中心线对准肩胛骨喙突垂直射入。

(4)调节照射野:调节照射野,能容下被检部位即可。

(5)摄影条件选择:调节摄影条件或采用自控曝光模式,参考管电压为 57~63kV、管电流为 100mA、曝光时间为 0.08s,平静呼吸屏气曝光。

(6)影像处理及质量评价:根据临床诊断需要进行图像质量评价,图像处理后打印胶片并传输至 PACS 系统。

2. 肩胛骨前后位摄影

(1)IR 设置:将 IR 置于摄影架或摄影床下方。

(2)摄影体位设计:被检者穿好铅围裙站立于摄影架前或仰卧于摄影床上,被检侧上臂伸直,掌面向前,稍外展,将对侧肩部稍向前斜或垫高,保持身体稳定,被检侧肩胛骨喙突下方 4~5cm 置于 IR 中心。

(3)中心线校对:移动 X 线球管,调节摄影距离为 85cm,中心线对准喙突下方 4~5cm 垂直射入。

(4)调节照射野:调节照射野,能容下被检部位即可。

(5)摄影条件选择:调节摄影条件或采用自控曝光模式,参考管电压为 65~70kV、管电流为 100mA、曝光时间为 0.12s,平静呼吸屏气曝光。

(6)影像处理及质量评价:根据临床诊断需要进行图像质量评价,图像处理后打印胶片并传输至 PACS 系统。

【实训记录】

摄影体位	焦点大小	管电压/kV	管电流/mA	曝光时间/s	FFD/cm	滤线栅/+/-
肩关节前后位						
肩胛骨前后位						

【实训结果讨论】

1. 肩关节前后位、肩胛骨前后位摄影时，中心线如何入射？

2. 肩关节前后位、肩胛骨前后位摄影时，为何要屏气后曝光？

3. 如何评价肩关节前后位、肩胛骨前后位图像的质量？

实 训 报 告

实训日期:

实训地点:

同组姓名:

报告人:

【实训目标】

【实训设备】

【实训步骤】

【实训记录】

【实训结果讨论】

【指导教师评定】

指导教师:

年 月 日

实训十四　锁骨 X 线摄影

【实训目标】

熟练掌握锁骨正位的摄影操作;熟悉锁骨摄影的临床应用及注意事项;学会锁骨正位影像的基本质量评定。

【实训原理】

根据 X 线的几何投影原理,中心线按后前方向通过锁骨,投影到 IR 上,摄取锁骨正位影像。

【实训设备】

X 线机,IR,激光打印机,PACS 系统。

【实训步骤】

1. IR 设置　将 IR 置于摄影架或摄影床下方。

2. 摄影体位设计　被检者穿好铅围裙俯卧于摄影床上或后前方向站立于摄影架前,头部转向对侧,被检侧上肢内旋180°角,被检侧锁骨紧贴床面或 IR,锁骨长轴与 IR 长轴一致,锁骨中点置于 IR 中心。注意非照射部位的防护。

3. 中心线校对　移动 X 线球管,调节摄影距离为100cm,中心线经锁骨中点垂直射入。

4. 调节照射野　调节照射野,能容下被检部位即可。

5. 摄影条件选择　调节摄影条件或采用自控曝光模式,参考管电压为 57~63kV、管电流为100mA、曝光时间为 0.08s,深呼气后屏气曝光。

6. 影像处理及质量评价　根据临床诊断需要进行图像质量评价,图像处理后打印胶片并传输至 PACS 系统。

【实训记录】

摄影体位	焦点大小	管电压/kV	管电流/mA	曝光时间/s	FFD/cm	滤线栅/+/−
锁骨前后位						

【实训结果讨论】

1. 锁骨后前位摄影时,中心线如何入射?

2. 如何识别锁骨后前位图像中解剖结构?

3. 如何评价锁骨后前位图像的质量?

实 训 报 告

实训日期：

实训地点：

同组姓名：

报告人：

【实训目标】

【实训设备】

【实训步骤】

【实训记录】

【实训结果讨论】

【指导教师评定】

指导教师：

年 月 日

实训十五 足正位、斜位 X 线摄影

【实训目标】

熟练掌握足前后位、斜位的摄影操作;熟悉足前后位、斜位摄影的临床应用及注意事项;学会足前后位、斜位的影像质量评定。

【实训原理】

根据 X 线的几何投影原理,中心线按前后方向通过足部,投影到 IR 上,摄取足正位影像;中心线按前后方向通过足底与 IR 成 30°~45°角的足部,投影到 IR 上,摄取足斜位影像。

【实训设备】

X 线机,IR,激光打印机,PACS 系统。

【实训步骤】

1. 足后前位摄影

(1) IR 设置:将 IR 置于摄影床一端。

(2) 摄影体位设计:被检者穿好铅围裙坐于或仰卧位于摄影床上,被检侧膝关节屈曲,足的底面平放在 IR 上,足部长轴与 IR 长轴平行,对侧腿伸直,保持身体平稳。

(3) 校对中心线:移动 X 线球管,调节摄影距离为 90~100cm,中心线对准第 3 跖骨基底部垂直射入。

(4) 照射野调节:调节照射野,使前缘包括足趾,后缘包括足跟,第 3 跖骨基底部置于照射野中心。

(5) 摄影条件选择:调节摄影条件或采用自控曝光模式,参考管电压为 45~50kV、管电流为 100mA、曝光时间为 0.08s。

(6) 影像传输和图像打印:根据临床诊断需要进行图像质量评价,图像处理后打印胶片并传输至 PACS 系统。

2. 足内斜位摄影

(1) IR 设置:将 IR 置于摄影床一端。

(2) 摄影体位设计:被检者穿好铅围裙坐于摄影床上,被检侧膝关节屈曲,足底内侧贴近 IR,足外侧抬高,使足底与 IR 成 30°~45°角,足部长轴与 IR 长轴平行。

(3) 校对中心线:移动 X 线球管,调节摄影距离为 90~100cm,中心线对准第 3 跖骨基底部垂直射入。

(4) 照射野调节:第 3 跖骨基底部置于照射野中心,调整照射野,应包括全部足部。

(5) 摄影条件选择:调节摄影条件或采用自控曝光模式,参考管电压为 45~50kV、管电流为 100mA、曝光时间为 0.08s。

(6) 影像传输和图像打印:根据临床诊断需要进行图像质量评价,图像处理后打印胶片并传输至 PACS 系统。

3. 足外斜位摄影

(1) IR 设置:将 IR 置于摄影床一端。

(2) 摄影体位设计:被检者穿好铅围裙坐于摄影床上,被检侧膝关节屈曲,足底外侧贴近 IR,足内侧抬高,使足底与 IR 约呈 30°角,足部长轴与 IR 长轴平行。

(3) 中心线校对:移动 X 线球管,调节摄影距离为 90~100cm,中心线对准第 3 跖骨基底部垂直射入。

（4）照射野调节：第3跖骨基底部置于照射野中心,调整照射野,应包括全部足部。

（5）摄影条件选择：调节摄影条件或采用自控曝光模式,参考管电压为45~50kV、管电流为100mA、曝光时间为0.08s。

（6）影像处理及质量评价：根据临床诊断需要进行图像质量评价,图像处理后打印胶片并传输至PACS系统。

【实训记录】

摄影体位	焦点大小	管电压/kV	管电流/mA	曝光时间/s	FFD/cm	滤线栅/+/-
足后前位						
足内斜位						
足外斜位						

【实训结果讨论】

1. 足正、斜位摄影时,中心线如何入射?
2. 如何评价足正、斜位片图像质量?
3. 当被检者受伤部位在足的第5跖骨时,应怎样设计体位?

实 训 报 告

实训日期：

实训地点：

同组姓名：

报告人：

【实训目标】

【实训设备】

【实训步骤】

【实训记录】

【实训结果讨论】

【指导教师评定】

指导教师：

年　月　日

实训十六 跟骨侧位及轴位 X 线摄影

【实训目标】

熟练掌握跟骨侧位、轴位的摄影操作;熟悉跟骨侧位、轴位摄影的临床应用及注意事项;学会跟骨侧位、轴位的影像质量评定。

【实训原理】

根据 X 线的几何投影原理,中心线按内外方向通过跟骨,投影到 IR 上,摄取跟骨侧位影像;中心线向头侧倾斜 35°~40°,经跟骨中点射入,投影到 IR 上,摄取跟骨轴位影像。

【实训设备】

X 线机,IR,激光打印机,PACS 系统。

【实训步骤】

1. 跟骨侧位摄影

(1) IR 设置:将 IR 置于摄影床一端。

(2) 摄影体位设计:被检者穿好铅围裙坐于或侧卧于摄影床上,被检侧足跟骨外侧紧贴 IR;双侧对照时,使足底相对置于 IR 上。

(3) 中心线校对:移动 X 线球管,调节摄影距离为 90~100cm,中心线对准内踝下 2cm 垂直射入;双侧摄影时,中心线对准两侧内踝下 2cm 连线中点垂直射入。

(4) 照射野调节:调节照射野,使后缘包括跟骨后部,下缘包括足底部。

(5) 摄影条件选择:调节摄影条件或采用自控曝光模式,参考管电压为 45~50kV、管电流为 100mA、曝光时间为 0.08s。

(6) 影像处理及质量评价:根据临床诊断需要进行图像质量评价,图像处理后打印胶片并传输至 PACS 系统。

2. 跟骨轴位摄影

(1) IR 设置:将 IR 置于摄影床一端。

(2) 摄影体位设计:被检者穿好铅围裙坐于摄影床上,被检侧下肢伸直,足尖向上;用绷带圈套住足部,让受检者自行拉紧,使足底尽可能与 IR 垂直。

(3) 中心线校对:移动 X 线球管,调节摄影距离为 90~100cm,中心线向头侧倾斜 35°~40°,经跟骨中点射入。

(4) 照射野调节:跟底置于照射野中心,跟底皮肤置于照射野边缘内 3cm。

(5) 摄影条件选择:调节摄影条件或采用自控曝光模式,参考管电压为 45~50kV、管电流为 100mA、曝光时间为 0.08s。

(6) 影像处理及质量评价:根据临床诊断需要进行图像质量评价,图像处理后打印胶片并传输至 PACS 系统。

【实训记录】

摄影体位	焦点大小	管电压/kV	管电流/mA	曝光时间/s	FFD/cm	滤线栅/+/-
跟骨侧位						
跟骨轴位						

【实训结果讨论】

1. 跟骨侧位、轴位摄影时,中心线如何入射?

2. 如何评价跟骨侧位、轴位片图像的质量?

实 训 报 告

实训日期:

实训地点:

同组姓名:

报告人:

【实训目标】

【实训设备】

【实训步骤】

【实训记录】

【实训结果讨论】

【指导教师评定】

指导教师:

年　　月　　日

实训十七 踝关节正位、侧位 X 线摄影

【实训目标】

熟练掌握踝关节正、侧位的摄影操作;熟悉踝关节正、侧位摄影的临床应用及注意事项;学会踝关节正、侧位的影像质量评定。

【实训原理】

根据 X 线的几何投影原理,中心线按前后方向通过踝关节,投影到 IR 上,摄取踝关节正位影像;中心线按内外方向通过踝关节,投影到 IR 上,摄取踝关节侧位影像。

【实训设备】

X 线机,IR,激光打印机,PACS 系统。

【实训步骤】

1. 踝关节前后正位摄影

(1) IR 设置:将 IR 置于摄影床一端。

(2) 摄影体位设计:被检者穿好铅围裙仰卧或坐于摄影床上,被检侧下肢伸直,足尖向上稍内旋。小腿长轴与照射野和 IR 长轴对准,跟骨紧贴 IR,足矢状面垂直于 IR。

(3) 中心线校对:移动 X 线球管,调节摄影距离为 90~100cm,中心线对准内、外踝连线中点上 1cm 处垂直射入。

(4) 照射野调节:调节照射野,使内、外踝连线中点上 1cm 置于照射野中心,包括胫腓骨下段和跗骨。

(5) 摄影条件选择:调节摄影条件或采用自控曝光模式,参考管电压为 45~50kV、管电流为 100mA、曝光时间为 0.08s。

(6) 影像处理及质量评价:根据临床诊断需要进行图像质量评价,图像处理后打印胶片并传输至 PACS 系统。

2. 踝关节侧位摄影

(1) IR 设置:使用 CR 摄影系统时 IP 同样置于摄影床一端;DR 探测器置于摄影床下方。

(2) 摄影体位设计:被检者穿好铅围裙侧卧于摄影床上,被检侧下肢屈曲,外踝紧贴 IR,使足矢状面与 IR 平行。

(3) 中心线校对:移动 X 线球管,调节摄影距离为 90~100cm,中心线对准内踝上方 1cm 垂直射入。

(4) 照射野调节:将踝内上方 1cm 处置于照射野中心,照射野包括胫腓骨下段 1/3 和跗骨。

(5) 摄影条件选择:调节摄影条件或采用自控曝光模式,参考管电压为 45~50kV、管电流为 100mA、曝光时间为 0.08s。

(6) 影像处理及质量评价:根据临床诊断需要进行图像质量评价,图像处理后打印胶片并传输至 PACS 系统。

【实训记录】

摄影体位	焦点大小	管电压/kV	管电流/mA	曝光时间/s	FFD/cm	滤线栅/+-
踝关节正位						
踝关节侧位						

【实训结果讨论】

1. 踝关节正、侧位摄影时,中心线如何入射?

2. 如何评价踝关节正、侧位图像的质量?

3. 踝关节正、侧位片图像中分别显示的解剖结构有哪些?

实 训 报 告

实训日期：

实训地点：

同组姓名：

报告人：

【实训目标】

【实训设备】

【实训步骤】

【实训记录】

【实训结果讨论】

【指导教师评定】

指导教师：

年 月 日

实训十八 小腿正位、侧位 X 线摄影

【实训目标】

熟练掌握小腿正、侧位的摄影方法;熟悉小腿正、侧位摄影的临床应用及注意事项;学会小腿正、侧位的影像质量评定。

【实训原理】

根据 X 线的几何投影原理,中心线按前后方向通过小腿中点,投影到 IR 上,摄取胫腓骨正位影像;中心线按内外方向通过小腿中点,投影到 IR 上,摄取胫腓骨侧位影像。

【实训设备】

X 线机,IR,激光打印机,PACS 系统。

【实训步骤】

1. 小腿前后正位摄影

(1) IR 设置:将 IR 置于摄影床一端。

(2) 摄影体位设计:被检者穿好铅围裙仰卧或坐于摄影床上,被检侧下肢伸直且稍内旋,足尖向上;小腿矢状面与 IR 垂直,小腿长轴与 IR 长轴平行(大部分成年人须把小腿斜放在 IR 上,以保证同时包括膝关节和踝关节)。去除投照区域金属等异物的干扰。

(3) 中心线校对:移动 X 线球管,调节摄影距离为 90~100cm,中心线对准小腿中点垂直射入。

(4) 照射野调节:调节照射野,使小腿中点置于照射野中心,包邻近关节,可同时包括膝关节和踝关节。

(5) 摄影条件选择:调节摄影条件或采用自控曝光模式,参考管电压为 50~55kV、管电流为 100mA、曝光时间为 0.1s。

(6) 影像处理及质量评价:根据临床诊断需要进行图像质量评价,图像处理后打印胶片并传输至 PACS 系统。

2. 小腿侧位摄影

(1) IR 设置:将 IR 置于摄影床一端。

(2) 摄影体位设计:被检者穿好铅围裙侧卧于摄影床上,被检侧膝关节屈曲呈 135°,小腿腓侧靠近 IR,小腿矢状面与 IR 平行,小腿长轴与 IR 长轴平行。

(3) 中心线校对:移动 X 线球管,调节摄影距离为 90~100cm,中心线对准小腿中点垂直射入。

(4) 照射野调节:小腿中点置于照射野中心,包邻近关节,可同时包括膝关节和踝关节。

(5) 摄影条件选择:调节摄影条件或采用自控曝光模式,参考管电压为 50~55kV、管电流为 100mA、曝光时间为 0.1s。

(6) 影像处理及质量评价:根据临床诊断需要进行图像质量评价,图像处理后打印胶片并传输至 PACS 系统。

【实训记录】

摄影体位	焦点大小	管电压/kV	管电流/mA	曝光时间/s	FFD/cm	滤线栅/ +/−
小腿正位						
小腿侧位						

【实训结果讨论】

1. 如何进行小腿正、侧位摄影的体位设计?

2. 如何评价小腿正、侧位图像的质量?

实 训 报 告

实训日期：

实训地点：

同组姓名：

报告人：

【实训目标】

【实训设备】

【实训步骤】

【实训记录】

【实训结果讨论】

【指导教师评定】

指导教师：

年 月 日

实训十九 膝关节正位、侧位及髌骨轴位 X 线摄影

【实训目标】

熟练掌握膝关节正、侧位及髌骨轴位的摄影操作;熟悉膝关节正、侧位及髌骨轴位摄影的临床应用及注意事项;学会膝关节正、侧位及髌骨轴位的影像质量评定。

【实训原理】

根据 X 线的几何投影原理,中心线按前后方向通过膝关节,投影到 IR 上,摄取膝关节正位影像;中心线按内外方向通过膝关节,投影到 IR 上,摄取膝关节侧位影像;中心线对准髌骨下缘,经髌股关节间隙垂直射入,摄取髌骨轴位影像。

【实训设备】

X 线机,IR,激光打印机,PACS 系统。

【实训步骤】

1. 膝关节前后正位摄影

（1）IR 设置:将 IR 置于摄影床一端。

（2）摄影体位设计:被检者穿好铅围裙仰卧或坐于摄影床上,被检侧下肢伸直且稍内旋,足尖向上,腘窝靠近 IR,膝部正中矢状面与 IR 垂直。

（3）中心线校对:移动 X 线球管,调节摄影距离为 90~100cm,中心线对准髌骨下缘垂直射入。

（4）照射野调节:调节照射野,使髌骨下缘置于照射野中心,包括股骨远端、胫腓骨近端。

（5）摄影条件选择:调节摄影条件或采用自控曝光模式,参考管电压为 55~60kV、管电流为 100mA、曝光时间为 0.1s。

（6）影像传输和图像打印:根据临床诊断需要进行图像质量评价,图像处理后打印胶片并传输至 PACS 系统。

2. 膝关节侧位摄影

（1）IR 设置:将 IR 置于摄影床一端。

（2）摄影体位设计:被检者穿好铅围裙侧卧于摄影床上,被检侧膝关节外侧贴紧 IR,屈膝约呈 135°角,膝部矢状面与 IR 平行,对侧下肢屈曲置于被检侧下肢前方。

（3）中心线校对:移动 X 线球管,调节摄影距离为 90~100cm,中心线对准髌骨下缘与腘窝连线中点垂直射入。

（4）照射野调节:髌骨下缘与腘窝连线中点置于照射野中心,包括股骨远端、胫腓骨近端。

（5）摄影条件选择:调节摄影条件或采用自控曝光模式,参考管电压为 55~60kV、管电流为 100mA、曝光时间为 0.1s。

（6）影像处理及质量评价:根据临床诊断需要进行图像质量评价,图像处理后打印胶片并传输至 PACS 系统。

3. 髌骨轴位摄影

（1）IR 设置:将 IR 置于摄影床一端。

（2）摄影体位设计:受检者穿好铅围裙俯卧于摄影床上,被检侧膝关节尽量屈曲,可让受检者用被检侧手拉住踝部或用绷带拉住小腿,对侧下肢伸直。

（3）中心线校对:移动 X 线球管,调节摄影距离为 90~100cm,中心线对准髌骨下缘,经髌股关节间隙垂直射入。

（4）照射野调节：髌骨置于照射野中心。

（5）摄影条件选择：调节摄影条件或采用自控曝光模式，参考管电压为 55~60kV、管电流为 100mA、曝光时间为 0.08s。

（6）影像处理及质量评价：根据临床诊断需要进行图像质量评价，图像处理后打印胶片并传输至 PACS 系统。

【实训记录】

摄影体位	焦点大小	管电压/kV	管电流/mA	曝光时间/s	FFD/cm	滤线栅/+/-
膝关节后前位						
膝关节侧位						
髌骨轴位						

【实训结果讨论】

1. 如何进行膝关节正、侧位摄影的体位设计？
2. 如何评价膝关节正、侧位图像的质量？
3. 若被检者膝关节不能伸直，如何摄取正位影像？

实 训 报 告

实训日期：

实训地点：

同组姓名：

报告人：

【实训目标】

【实训设备】

【实训步骤】

【实训记录】

【实训结果讨论】

【指导教师评定】

指导教师：

年　月　日

实训二十 大腿正位、侧位 X 线摄影

【实训目标】

熟练掌握大腿正位、侧位的摄影操作;熟悉大腿正、侧位摄影的临床应用及注意事项;学会大腿正、侧位的影像质量评定。

【实训原理】

根据 X 线的几何投影原理,中心线按前后方向通过大腿,投影到 IR 上,摄取股骨正位影像;中心线按内外方向通过大腿,投影到 IR 上,摄取股骨侧位影像。

【实训设备】

X 线机,IR,激光打印机,PACS 系统。

【实训步骤】

1. 大腿前后位摄影

(1) IR 设置:将 IR 置于摄影床下方。

(2) 摄影体位设计:被检者穿好铅围裙仰卧于摄影床上,被检侧下肢伸直且稍内旋,足尖向上,股骨正中矢状面与床面垂直,并与 IR 中线重合(如需包髋关节,腿部应内旋 15°~20°角,以便股骨颈显示)。

(3) 中心线校对:移动 X 线球管,调节摄影距离为 90~100cm,中心线对准股骨中点垂直射入。

(4) 照射野调节:调节照射野,使股骨中点置于照射野中心,包邻近关节。

(5) 摄影条件选择:调节摄影条件或采用自控曝光模式,参考管电压为 55~60kV、管电流为 200mA、曝光时间为 0.1s。

(6) 影像处理及质量评价:根据临床诊断需要进行图像质量评价,图像处理后打印胶片并传输至 PACS 系统。

2. 大腿侧位摄影

(1) IR 设置:将 IR 置于摄影床下方。

(2) 摄影体位设计:被检者穿好铅围裙侧卧于摄影床上,包膝关节时,被检侧膝部屈曲约呈 135°角,大腿外侧贴紧床面,股骨矢状面与床面平行,大腿长轴与 IR 中线重合,髌骨呈内外侧位,对侧下肢屈曲,并置于被检测下肢的后方(若包髋关节时,被检者侧卧斜位,膝关节屈曲约呈 45°角)。

(3) 中心线校对:移动 X 线球管,调节摄影距离为 90~100cm,中心线对准股骨中点垂直射入。

(4) 照射野调节:调整照射野,使股骨中点置于照射野中心,包邻近关节。

(5) 摄影条件选择:调节摄影条件或采用自控曝光模式,参考管电压为 55~60kV、管电流为 200mA、曝光时间为 0.1s。

(6) 影像处理及质量评价:根据临床诊断需要进行图像质量评价,图像处理后打印胶片并传输至 PACS 系统。

【实训记录】

摄影体位	焦点 大小	管电压/ kV	管电流/ mA	曝光时间/s	FFD/cm	滤线栅/ +/-
大腿正位						
大腿侧位						

【实训结果讨论】

1. 如何进行大腿正、侧位摄影的体位设计?
2. 如果怀疑被检者股骨颈骨折,应如何进行体位设计?

实 训 报 告

实训日期:

实训地点:

同组姓名:

报告人:

【实训目标】

【实训设备】

【实训步骤】

【实训记录】

【实训结果讨论】

【指导教师评定】

指导教师:

年　　月　　日

实训二十一 髋关节前后位、股骨颈侧卧位及蛙形位 X 线摄影

【实训目标】

熟练掌握髋关节前后位、股骨颈侧卧位及蛙形位的摄影方法;熟悉髋关节前后位、股骨颈侧卧位及蛙形位摄影的临床应用及注意事项;学会髋关节前后位、股骨颈侧卧位及蛙形位的影像质量评定。

【实训原理】

根据 X 线的几何投影原理,中心线按前后方向通过髋关节,投影到 IR 上,摄取髋关节正位影像;中心线水平投射,自对侧向被检侧腹股沟方向,平大粗隆高度垂直射入,投影到 IR 上,摄取股骨颈侧位影像;中心线对准两侧股骨大粗隆连线中点垂直射入,投影到 IR 上,摄取双侧髋关节与股骨颈侧位影像。

【实训设备】

X 线机,IR,激光打印机,PACS 系统。

【实训步骤】

1. 髋关节前后位摄影

(1) IR 设置:将 IR 置于摄影床下方。

(2) 摄影体位设计:被检者仰卧于摄影床上,双下肢伸直且稍内旋,足尖向上,使足跟分开、两踇趾接触。被检侧髂前上棘与耻骨联合上缘连线的中点向外下作垂线 5cm 处为髋关节的定位点,此点对准 IR 中心。在性腺与骨盆区域防护,确保病变髋关节不被遮挡,去除投照区域金属等异物的干扰。

(3) 中心线校对:移动 X 线球管,调节摄影距离为 100cm,中心线对准定位点垂直射入。摄取双侧时,以两侧定位点连线的中点垂直射入。

(4) 照射野调节:调节照射野,使髋关节位于照射野中心,包括股骨近段 1/3、髋臼、耻骨、坐骨和髂骨相邻的部分。

(5) 摄影条件选择:调节摄影条件或采用自控曝光模式,参考管电压为 70~80kV、管电流为 200mA、曝光时间为 0.1s。

(6) 影像处理及质量评价:根据临床诊断需要进行图像质量评价,图像处理后打印胶片并传输至 PACS 系统。

2. 股骨颈水平侧位摄影

(1) IR 设置:将 IR 置于摄影床下方。

(2) 摄影体位设计:被检者仰卧于摄影床上,臀部稍垫高;被检侧下肢伸直且稍内旋,足尖向上,对侧髋部和膝部屈曲,使股部与躯干垂直,小腿与躯干平行。IR 横向侧立于被检侧髂嵴外上方,并与躯干正中矢状面约呈 45°,其上缘包括髂嵴,下缘包括大粗隆。在性腺与骨盆区域防护,确保病变髋关节不被遮挡,去除投照区域金属等异物的干扰。

(3) 中心线校对:移动 X 线球管,调节摄影距离为 100cm,中心线水平投射,自对侧向被检侧腹股沟方向,平大粗隆高度垂直射入。

(4) 照射野调节:调节照射野,使股骨颈位于照射野中心,包括邻近髋关节、股骨头、股骨颈及股骨干上 1/3。

(5) 摄影条件选择:调节摄影条件或采用自控曝光模式,参考管电压为 70~80kV、管电流为

200mA、曝光时间为 0.1s。

（6）影像处理及质量评价:根据临床诊断需要进行图像质量评价,图像处理后打印胶片并传输至 PACS 系统。

3. 蛙形位摄影

（1）IR 设置:将 IR 置于摄影床下方。

（2）摄影体位设计:被检者仰卧于摄影床上,身体正中矢状面对准床面中线;双髋部及膝部屈曲,且外旋与床面皆呈约 30°（成人为 75°）;双侧股骨大粗隆连线中点置于 IR 中心;去除投照区域金属等异物的干扰。

（3）中心线校对:移动 X 线球管,调节摄影距离为 100cm,中心线对准两侧股骨大粗隆连线中点垂直射入。

（4）照射野调节:调整照射野,使双侧股骨大粗隆连线中点置于照射野中心。

（5）摄影条件选择:调节摄影条件或采用自控曝光模式,参考管电压为 70~80kV,管电流为 200mA、曝光时间为 0.1s。

（6）影像处理及质量评价:根据临床诊断需要进行图像质量评价,图像处理后打印胶片并传输至 PACS 系统。

【实训记录】

摄影体位	焦点大小	管电压/kV	管电流/mA	曝光时间/s	FFD/cm	滤线栅/+/-
髋关节后前位						
股骨颈侧卧位						
蛙形位						

【实训结果讨论】

1. 髋关节后前位、蛙形位摄影时,中心线如何入射?

2. 如何描述蛙形位的摄影目的?

实 训 报 告

实训日期：

实训地点：

同组姓名：

报告人：

【实训目标】

【实训设备】

【实训步骤】

【实训记录】

【实训结果讨论】

【指导教师评定】

指导教师：

年 月 日

实训二十二　胸部后前位及侧位 X 线摄影

【实训目标】

熟练掌握胸部后前位及胸部侧位的摄影操作;熟悉胸部后前位及侧位摄影的临床应用及注意事项;学会胸部后前位及侧位影像的基本质量评定。

【实训原理】

根据 X 线的几何投影原理,中心线按后前方向通过第 5 胸椎垂直射入,投影到 IR 上,摄取胸部正位影像;中心线按左右(或右左)方向通过侧位胸部与 IR 垂直射入,投影到 IR 上,摄取胸部侧位影像。

【实训设备】

X 线机,IR,激光打印机,PACS 系统。

【实训步骤】

1. 胸部后前位摄影

(1) IR 设置:将 IR 置于胸片架上,并做好标记。

(2) 检查前准备:被检者着专用 X 线摄影服,去除各类饰品及膏药,训练被检者做深吸气后屏气动作,并做好防护。

(3) 摄影体位设计:被检者穿好铅围裙背向 X 线管,站立于摄影架前,双足分开与肩同宽,前胸壁紧贴 IR,身体正中矢状面与 IR 垂直,并对准 IR 中线,头稍上仰,下颌置于立位摄影架颌托上。双手背置于髋部,双肩放松下垂,肘部弯曲,上臂及肘部尽量内旋,使肩胛骨向外牵拉,避免与肺野重叠。

(4) 中心线校对:移动 X 线球管,调节摄影距离及中心线。摄影距离为 150~180cm(心脏为 180~200cm)。中心线呈水平投射,经第 5 胸椎(心脏大血管经第 6 胸椎)垂直于 IR 入射。

(5) 照射野调节:调节照射野,使之与 IR 和被检部位大小相适应(上缘超出肩部皮肤 3cm,下缘包括两侧肋膈角,两侧包括侧胸壁皮肤)。

(6) 摄影条件选择:调节摄影条件或采用自控曝光模式,参考管电压为 60~70kV、管电流为 200mA、曝光时间为 0.1s,深吸气后屏气曝光(心脏大血管摄影时,平静呼吸下屏气曝光)。也可用高千伏摄影。

(7) 影像处理及质量评价:根据临床诊断需要进行图像质量评价,图像处理后打印胶片并传输至 PACS 系统。

2. 胸部侧位摄影

(1) IR 设置:将 IR 置于胸片架上,并做好标记。

(2) 检查前准备:被检者着专用 X 线摄影服,去除各类饰品及膏药,训练被检者做深吸气后屏气动作,并做好防护。

(3) 摄影体位设计:被检者穿好铅围裙侧立于摄影架前,被检侧紧贴 IR,双足分开与肩同宽,身体正中矢状面与 IR 平行。身体长轴中线对准 IR 中线,两臂上举屈肘交叉抱头,使肩部尽量不与肺部重叠。

(4) 中心线校对:移动 X 线球管,调节摄影距离及中心线。摄影距离为 150~180cm(心脏大血管为 180~200cm)。中心线呈水平投射,对准腋中线第 6 胸椎水平垂直 IR 入射。

(5) 照射野调节:调节照射野,使之与 IR 和被检部位大小相适应(上缘平第 7 颈椎,下缘包括肋膈角,前后缘包括前胸壁及后背皮肤)。

（6）摄影条件选择：调节摄影条件或采用自控曝光模式，参考管电压为 $70\sim80$ kV、管电流为 200mA、曝光时间为 0.12s，深吸气后屏气曝光（心脏大血管摄影时，平静呼吸下屏气曝光）。也可用高千伏摄影。

（7）影像处理及质量评价：根据临床诊断需要进行图像质量评价，图像处理后打印胶片并传输至 PACS 系统。

【实训记录】

摄影体位	焦点大小	管电压/kV	管电流/mA	曝光时间/s	FFD/cm	滤线栅/+/−
胸部后前位						
胸部侧位						

【实训结果讨论】

1. 胸部后前位为什么要采用站立后前位？
2. 如何评价胸部后前位图像的质量？
3. 如何比较胸部侧位摄影观察心脏和观察肺的临床应用差异？
4. 胸部摄影距离是多少？简述原因。

实 训 报 告

实训日期：

实训地点：

同组姓名：

报告人：

【实训目标】

【实训设备】

【实训步骤】

【实训记录】

【实训结果讨论】

【指导教师评定】

指导教师：

年　月　日

实训二十三　肋骨前后位及斜位 X 线摄影

【实训目标】

熟练掌握肋骨前后位及斜位的摄影操作;熟悉肋骨前后位及斜位摄影的临床应用及注意事项;学会肋骨前后位及斜位影像的基本质量评定。

【实训原理】

根据 X 线的几何投影原理,中心线按前后方向分别向头侧(显示膈下肋骨)或足侧(显示膈上肋骨)倾斜 10°~15°射入,投影到 IR 上,摄取肋骨正位影像;中心线按前后方向通过斜位胸廓与 IR 垂直射入,投影到 IR 上,摄取肋骨斜位影像。

【实训设备】

X 线机,IR,激光打印机,PACS 系统。

【实训步骤】

1. 膈上肋骨前后位摄影

(1) IR 设置:将 IR 置于摄影床下,并做好标记。

(2) 检查前准备:被检者着专用 X 线摄影服,去除各类饰品及膏药,训练被检者做深吸气后屏气动作,并做好必要的防护。

(3) 摄影体位设计:被检者穿好铅围裙仰卧于摄影床上,身体正中矢状面与 IR 中线垂直并重合,双手上举抱头,肩部内收,避免肩胛骨与肋骨重叠。

(4) 中心线校对:移动 X 线球管,调节摄影距离为 90cm,中心线向足端倾斜 10°~15°角,经甲状软骨与剑突连线的中点射入。

(5) 照射野调节:调节照射野,与 IR 和被检部位大小相适应(上缘应超出肩部皮肤 3cm,下缘包括两侧肋膈角,两侧包括侧胸壁皮肤)。

(6) 摄影条件选择:调节摄影条件或采用自控曝光模式,参考管电压为 65~75kV、管电流为 200mA、曝光时间为 0.2s,深吸气后屏气曝光。

(7) 影像处理及质量评价:根据临床诊断需要进行图像质量评价,图像处理后打印胶片并传输至 PACS 系统。

2. 膈下肋骨前后位摄影

(1) IR 设置:将 IR 置于摄影床下,并做好标记。

(2) 检查前准备:被检者着专用 X 线摄影服,去除各类饰品及膏药,训练被检者做深呼气后屏气动作,并做好防护。

(3) 摄影体位设计:被检者穿好铅围裙仰卧于摄影床上,身体正中矢状面与 IR 中线垂直并重合,双手上举置于头旁,双侧髋关节及膝关节屈曲,双足踏于床面,使腰部紧贴床面。

(4) 中心线校对:移动 X 线球管,调节摄影距离为 90cm,中心线向头端倾斜 10°~15°角,经剑突与肚脐连线中点射入。

(5) 照射野调节:调节照射野,使之与 IR 和被检部位大小相适应(应包括剑突上 3cm,下缘超出肋弓下 3cm,两侧包括胸腹壁外缘)。

(6) 摄影条件选择:调节摄影条件或采用自控曝光模式,参考管电压为 70~80kV、管电流为 200mA、曝光时间为 0.2s,深呼气后屏气曝光。

(7) 影像处理及质量评价:根据临床诊断需要进行图像质量评价,图像处理后打印胶片并传输至 PACS 系统。

3. 肋骨斜位摄影

（1）IR 设置：将 IR 置于胸片架上，并做好标记。

（2）检查前准备：被检者着专用 X 线摄影服，去除各类饰品及膏药，训练被检者做深吸气后屏气动作，并做好防护。

（3）摄影体位设计：被检者穿好铅围裙面向 X 线管，站立于摄影架前，被检侧紧贴 IR，身体冠状面与 IR 呈 45°角，两臂上举，屈肘抱头，肩部内收。

（4）中心线校对：移动 X 线球管，调节摄影距离为 90cm，中心线对准斜位胸廓中点垂直射入。

（5）照射野调节：调节照射野，使之与 IR 和被检部位大小相适应。

（6）摄影条件选择：调节摄影条件或采用自控曝光模式，参考管电压为 70~80kV、管电流为 200mA、曝光时间为 0.2s，深吸气后屏气曝光。

（7）影像处理及质量评价：根据临床诊断需要进行图像质量评价，图像处理后打印胶片并传输至 PACS 系统。

【实训记录】

摄影体位	焦点大小	管电压/kV	管电流/mA	曝光时间/s	FFD/cm	滤线栅/+/-
膈上肋骨前后位						
膈下肋骨前后位						
肋骨斜位						

【实训结果讨论】

1. 膈上肋骨前后位及膈下肋骨前后位分别显示哪些肋骨？
2. 膈上肋骨前后位和膈下肋骨前后位呼吸方式有何不同？为什么？
3. 膈上肋骨前后位和膈下肋骨前后位中心线倾斜方向不同，为什么？
4. 肋骨斜位重点显示哪部分肋骨？

实 训 报 告

实训日期：

实训地点：

同组姓名：

报告人：

【实训目标】

【实训设备】

【实训步骤】

【实训记录】

【实训结果讨论】

【指导教师评定】

指导教师：

年　月　日

实训二十四　腹部正位 X 线摄影

【实训目标】

熟练掌握腹部仰卧、站立正位的 X 线摄影操作;学会双肾区、胆囊区、膀胱区正位的 X 线摄影操作;熟悉腹部 X 线摄影的临床应用及注意事项;学会腹部仰卧前后位、站立前后位影像的基本质量评定。

【实训原理】

根据 X 线的几何投影原理,中心线通过被摄部位的中心投影到 IR 上,选用合适的摄影距离、适当的照射野,获取腹部影像。

【实训设备】

X 线机,IR,激光打印机,PACS 系统。

【实训步骤】

1. 腹部仰卧前后位摄影

(1) IR 设置:将 IR 置于摄影床下方。

(2) 摄影体位设计:被检者仰卧于摄影床上,身体正中矢状面与床面垂直并与床中线重合;两臂上举或放于身旁,双下肢伸直;接收器上缘包括剑突、下至耻骨联合下 2cm。注意非照射部位的防护。

(3) 中心线校对:移动 X 线管,调节摄影距离为 100~120cm,中心线经剑突至耻骨联合上缘连线的中点垂直射入。

(4) 照射野调节:调节限束器或多叶准直器选择合适的照射野,能容下被检部位即可。

(5) 曝光条件选择:观察电源电压指示是否在正常范围内再选择曝光条件,参考管电压为 75~85kV、管电流为 200mA、曝光时间为 0.2s,也可选用自动控制曝光。深呼气后屏气曝光。

(6) 影像处理及质量评价:根据临床诊断需要进行图像质量评价,图像处理后打印胶片并传输至 PACS 系统。

2. 腹部站立前后位摄影

(1) IR 设置:将 IR 置于摄影架上。

(2) 摄影体位设计:被检者面向 X 线管、站立摄影架前,身体正中矢状面与摄影架垂直并与其中线重合;两臂自然下垂,手掌向前置于身旁;接收器上缘包括两侧隔面(第 4 前肋),下包髂前上棘。注意非照射部位的防护。

(3) 中心线校对:移动 X 线管,调节摄影距离为 100cm,中心线经剑突与耻骨联合上缘连线的中点垂直射入探测器中心。疑有消化道穿孔者,中心线经剑突至脐连线的中点垂直射入探测器中心。深呼气后屏气曝光。

(4) 照射野调节:调节限束器或多叶准直器选择合适的照射野,能容下被检部位即可。

(5) 曝光条件选择:观察电源电压指示是否在正常范围内再选择曝光条件,参考管电压为 75~85kV、管电流为 200mA、曝光时间为 0.2s,也可选用自动控制曝光。深呼气后屏气曝光。

(6) 影像处理及质量评价:根据临床诊断需要进行图像质量评价,图像处理后打印胶片并传输至 PACS 系统。

3. 双肾区前后位摄影

(1) IR 设置:将 IR 置于摄影床下方。

(2) 摄影体位设计:被检者仰卧于摄影床上,身体正中矢状面与床面垂直并与床中线重合;两臂上举或放于身旁,双下肢伸直;接收器上缘超出胸骨剑突约 3cm,下缘平脐孔。注意非照射部位的防护。

（3）中心线校对：移动 X 线管，调节摄影距离为 100cm，中心线经剑突至脐孔连线的中点垂直射入。

（4）照射野调节：调节限束器或多叶准直器选择合适的照射野，能容下被检部位即可。

（5）曝光条件选择：观察电源电压指示是否在正常范围内再选择曝光条件，参考管电压为 75～85kV、管电流为 200mA、曝光时间为 0.2s，也可选用自动控制曝光。深呼气后屏气曝光。

（6）影像处理及质量评价：根据临床诊断需要进行图像质量评价，图像处理后打印胶片并传输至 PACS 系统。

4. 胆囊区后前位摄影

（1）IR 设置：将 IR 置于摄影床下方。

（2）摄影体位设计：被检者俯卧于摄影台上，身体左侧紧贴床面，右侧抬高，冠状面与床面呈 15°角（以避免胆系与脊柱重叠）；胆囊三角区置于探测器中心，接收器上缘超过第 10 胸椎，下缘平髂骨嵴。

（3）中心线校对：移动 X 线管，调节摄影距离为 100cm，经右侧第 11 肋骨远端向脊柱的垂线与第 11 肋骨所构成的三角区的中心垂直射入。曝光时要求被检者在平静呼吸下屏气。

（4）影像处理及质量评价：根据临床诊断需要进行图像质量评价，图像处理后打印胶片并传输至 PACS 系统。

5. 膀胱区前后位摄影

（1）IR 设置：将 IR 置于摄影床下方。

（2）摄影体位设计：被检者仰卧于摄影床上，正中矢状面与床面垂直，并对准接收器中线，上肢放于身体两侧，双下肢伸直；接收器上缘平髂嵴，下缘超过耻骨联合。

（3）中心线校对：移动 X 线管，调节摄影距离为 100cm，中心线经耻骨联合上 4cm 垂直射入。深呼气后屏气曝光。

（4）影像处理及质量评价：根据临床诊断需要进行图像质量评价，图像处理后打印胶片并传输至 PACS 系统。

【实训记录】

摄影体位	焦点大小	管电压/kV	管电流/mA	曝光时间/s	SID/cm	滤线栅/+/−
腹部仰卧前后位						
腹部站立前后位						
双肾区前后位						
胆囊区后前位						
膀胱区前后位						

【实训结果讨论】

1. 腹部仰卧位、站立位、双肾区、胆囊区、膀胱区正位的中心线分别对准腹部什么解剖部位？

2. 描述腹部仰卧位、站立位、双肾区、胆囊区、膀胱区正位的摄影目的、应用特点。

3. 腹部摄影时，为什么要深呼气后屏气曝光？

4. 识别腹部仰卧前后位、腹部站立前后位以及双肾区、胆囊区、膀胱区正位图像中的解剖结构。

5. 如何评价腹部仰卧前后位、腹部站立前后位以及双肾区、胆囊区、膀胱区正位图像的质量？

实 训 报 告

实训日期：

实训地点：

同组姓名：

报告人：

【实训目标】

【实训设备】

【实训步骤】

【实训记录】

【实训结果讨论】

【指导教师评定】

指导教师：

年　月　日

实训二十五 颈椎 X 线摄影

【实训目标】

熟练掌握第 3~7 颈椎前后位、颈椎侧位、颈椎后前斜位的摄影操作;熟悉颈椎摄影的临床应用及注意事项;学会颈椎影像的基本质量评定。

【实训原理】

根据 X 线的几何投影原理,中心线按前后方向通过第 3~7 颈椎,投影到 IR 上,摄取第 3~7 颈椎正位影像;中心线按左右(或右左)方向通过颈椎,投影到 IR 上,摄取颈椎侧位影像;中心线按左后至右前(或右后至左前)方向通过颈椎,投影到 IR 上,摄取颈椎后前斜位影像。

【实训设备】

X 线机,IR,激光打印机,PACS 系统。

【实训步骤】

1. 第 3~7 颈椎前后位摄影

(1) IR 设置:将 IR 置于摄影床下方或摄影架上。

(2) 摄影体位设计:受检者仰卧在摄影床上或站立于摄影架前,颈背部紧贴摄影床(台);双上肢置于体侧,身体正中矢状面对准照射野中线并垂直于 IR;头稍后仰,使听鼻线垂直于床面;接收器上缘达外耳孔上 1cm,下缘平胸骨颈静脉切迹,两侧含颈部软组织。

(3) 中心线校对:移动 X 线球管,调节摄影距离为 100cm,中心线向头端倾斜 10°,经甲状软骨射入 IR。

(4) 照射野调节:调节限束器或多叶准直器选择合适的照射野,能容下被检部位即可。

(5) 摄影条件选择:调节摄影条件或采用自控曝光模式,参考管电压为 65~75kV、管电流为 100mA、曝光时间为 0.2s,吸气后屏气曝光。

(6) 影像处理及质量评价:根据临床诊断需要进行图像质量评价,图像处理后打印胶片并传输至 PACS 系统。

2. 颈椎侧位摄影

(1) IR 设置:将 IR 置于摄影架上。

(2) 摄影体位设计:受检者站立于摄影架前,右侧(或左侧)靠近摄影架,双肩尽量下垂,身体正中矢状面平行于摄影架面板,头稍后仰,听鼻线与地面平行,接收器上缘达外耳孔上 1cm,下缘平第 1 胸椎,前后含颈部软组织。铅围裙遮盖非拍摄区。

(3) 中心线校对:移动 X 线球管,调节摄影距离为 150cm,中心线经下颌角向下 2cm 处(甲状软骨平面、颈部前后缘连线中点)垂直射入 IR。

(4) 照射野调节:调节限束器或多叶准直器选择合适的照射野,能容下被检部位即可。

(5) 摄影条件选择:调节摄影条件或采用自控曝光模式,参考管电压为 65~75kV、管电流为 200mA、曝光时间为 0.2s。屏气曝光。

(6) 影像处理及质量评价:根据临床诊断需要进行图像质量评价,图像处理后打印胶片并传输至 PACS 系统。

3. 颈椎后前斜位摄影

(1) IR 设置:将 IR 置于摄影架上。

(2) 摄影体位设计:受检者站立于摄影架前,身体侧前方贴紧摄影架面板,冠状面与摄影架约呈 55°~65°,头稍后仰,使听鼻线呈水平状态。接收器上缘达外耳孔上 1cm,下缘平第 1 胸椎,前后含颈部软组织;铅围裙遮盖胸部非拍摄区;此位置可进行卧位摄影。

（3）中心线校对:移动 X 线球管,调节摄影距离为 100cm,中心线向足端倾斜 10°,经第 4 颈椎平面,颈部斜位中点射入 IR。

（4）照射野调节:调节限束器或多叶准直器选择合适的照射野,能容下被检部位即可。

（5）摄影条件选择:调节摄影条件或采用自控曝光模式,参考管电压为 65~75kV、管电流为 100mA、曝光时间为 0.2s。吸气后屏气后曝光。

（6）影像处理及质量评价:根据临床诊断需要进行图像质量评价,图像处理后打印胶片并传输至 PACS 系统。

【实训记录】

摄影体位	焦点大小	管电压/kV	管电流/mA	曝光时间/s	FFD/cm	滤线栅/+/-
颈椎前后位						
颈椎侧位						
颈椎后前斜位						

【实训结果讨论】

1. 颈椎侧位摄影,被检者双肩尽量下垂的目的是什么?
2. 观察左侧椎间孔和椎弓根,应采取什么摄影体位?

实 训 报 告

实训日期：

实训地点：

同组姓名：

报告人：

【实训目标】

【实训设备】

【实训步骤】

【实训记录】

【实训结果讨论】

【指导教师评定】

指导教师：

年　　月　　日

实训二十六 胸椎正位、侧位 X 线摄影

【实训目标】

熟练掌握胸椎前后位、胸椎侧位的摄影操作;熟悉胸椎摄影的临床应用及注意事项;学会胸椎影像的基本质量评定。

【实训原理】

根据 X 线的几何投影原理,中心线按前后方向通过胸椎,投影到 IR 上,摄取胸椎正位影像;中心线按左右(或右左)方向通过胸椎,投影到 IR 上,摄取胸椎侧位影像。

【实训设备】

X 线机,IR,激光打印机,PACS 系统。

【实训步骤】

1. 胸椎前后位摄影

(1)IR 设置:将 IR 置于摄影床下方或摄影架上。

(2)摄影体位设计:被检者仰卧于摄影床上,身体正中矢状面垂直于床面并对准床面中线,两臂置于身旁,下肢伸直或髋关节、膝关节屈曲,两足平踏床面,胸骨角与剑突连线的中点置于 IR 中心。接收器上缘平第 7 颈椎,下缘包括第 1 腰椎。

(3)中心线校对:移动 X 线球管,调节摄影距离为 100cm,中心线对准胸骨角与剑突连线的中点,垂直射入 IR。

(4)照射野调节:调节限束器或多叶准直器选择合适的照射野,能容下被检部位即可。

(5)摄影条件选择:调节摄影条件或采用自控曝光模式,参考管电压为 65~75kV、管电流为 300mA、曝光时间为 0.2s。吸气后屏气后曝光。

(6)影像处理及质量评价:根据临床诊断需要进行图像质量评价,图像处理后打印胶片并传输至 PACS 系统。

2. 胸椎侧位摄影

(1)IR 设置:将 IR 置于摄影床下方。

(2)摄影体位设计:受检者侧卧于摄影床上,胸椎侧弯畸形者凸侧靠近床面,两臂上举屈曲,头枕于近床面一侧的上臂上,双下肢屈曲以支撑身体,使身体冠状面与床面垂直,两膝间放沙袋或棉垫,腰部过细者在腰下垫棉垫,使脊柱长轴与床面平行,接收器上缘包括第 7 颈椎,下缘包括第 1 腰椎。铅围裙遮盖胸部非拍摄区。

(3)中心线校对:移动 X 线球管,调节摄影距离为 100cm,中心线对准第 7 胸椎棘突后缘向前约 5cm 射入 IR。

(4)照射野调节:调节限束器或多叶准直器选择合适的照射野,能容下被检部位即可。

(5)摄影条件选择:调节摄影条件或采用自控曝光模式,参考管电压为 65~75kV、管电流为 300mA、曝光时间为 0.2s。屏气曝光。

(6)影像处理及质量评价:根据临床诊断需要进行图像质量评价,图像处理后打印胶片并传输至 PACS 系统。

【实训记录】

摄影体位	焦点大小	管电压/kV	管电流/mA	曝光时间/s	FFD/cm	滤线栅/+/−
胸椎前后位						
胸椎侧位						

【实训结果讨论】

1. 胸椎侧弯畸形时应如何设计摄影体位。
2. 胸椎侧位要显示第 1~3 胸椎,应如何摄影?

实 训 报 告

实训日期：

实训地点：

同组姓名：

报告人：

【实训目标】

【实训设备】

【实训步骤】

【实训记录】

【实训结果讨论】

【指导教师评定】

指导教师：

年　月　日

实训二十七 腰椎正位、侧位 X 线摄影

【实训目标】

熟练掌握腰椎前后位、腰椎侧位的摄影操作;熟悉腰椎摄影的临床应用及注意事项;学会腰椎影像的基本质量评定。

【实训原理】

根据 X 线的几何投影原理,中心线按前后方向通过腰椎,投影到 IR 上,摄取腰椎正位影像;中心线按左右(或右左)方向通过腰椎,投影到 IR 上,摄取腰椎侧位影像。

【实训设备】

X 线机,IR,激光打印机,PACS 系统。

【实训步骤】

1. 腰椎前后位摄影

(1) IR 设置:将 IR 置于摄影床下方。

(2) 摄影体位设计:被检者仰卧于摄影床上,身体正中矢状面垂直于床面并对准床面中线,两臂置于身旁,髋关节、膝关节屈曲,两足平踏床面,使腰部靠近床面,脐上 3cm 置于 IR 中心。接收器上缘包括第 11 胸椎、下缘包括上部骶椎、左右包括腰大肌。

(3) 中心线校对:移动 X 线球管,调节摄影距离为 100cm,中心线对准第 3 腰椎(相当于脐上 3cm 处)垂直射入 IR。

(4) 照射野调节:调节限束器或多叶准直器选择合适的照射野,能容下被检部位即可。

(5) 摄影条件选择:调节摄影条件或采用自控曝光模式,参考管电压为 75~85kV、管电流为 400mA、曝光时间为 0.1s。深呼气后屏气曝光。

(6) 影像处理及质量评价:根据临床诊断需要进行图像质量评价,图像处理后打印胶片并传输至 PACS 系统。

2. 腰椎侧位摄影

(1) IR 设置:将 IR 置于摄影床下方。

(2) 摄影体位设计:受检者侧卧于摄影床上,身体正中矢状面平行于床面,双侧髋关节和膝关节屈曲,第 3 腰椎棘突置于照射野中线后 5cm,髂嵴上 3cm 置于 IR 中心,接收器上缘包括第 11 胸椎、下缘包括上部骶椎、左右包括腰大肌,铅围裙遮盖非摄影区。

(3) 中心线校对:移动 X 线球管,调节摄影距离为 100cm,中心线对准髂嵴上 3cm 第 3 腰椎棘突后缘向前约 5cm 射入 IR。

(4) 照射野调节:调节限束器或多叶准直器选择合适的照射野,能容下被检部位即可。

(5) 摄影条件选择:调节摄影条件或采用自控曝光模式,参考管电压为 80~90kV、管电流为 400mA、曝光时间为 0.2s。深呼气后屏气曝光。

(6) 影像处理及质量评价:根据临床诊断需要进行图像质量评价,图像处理后打印胶片并传输至 PACS 系统。

【实训记录】

摄影体位	焦点大小	管电压/kV	管电流/mA	曝光时间/s	FFD/cm	滤线栅/+ -
腰椎前后位						
腰椎侧位						

【实训结果讨论】

1. 腰椎生理性向前弯曲,正位摄影为何不摄后前位?
2. 分析腰椎侧位摄影椎间隙的显示情况。

实 训 报 告

实训日期：

实训地点：

同组姓名：

报告人：

【实训目标】

【实训设备】

【实训步骤】

【实训记录】

【实训结果讨论】

【指导教师评定】

指导教师：

年　月　日

实训二十八　骶尾骨正位、侧位 X 线摄影

【实训目标】

熟练掌握骶尾骨前后位、骶尾骨侧位的摄影操作；熟悉骶尾骨摄影的临床应用及注意事项；学会骶尾骨影像的基本质量评定。

【实训原理】

根据 X 线的几何投影原理，中心线按前后方向通过骶尾骨，投影到 IR 上，摄取骶尾骨正位影像；中心线按左右（或右左）方向通过骶尾骨，投影到 IR 上，摄取骶尾骨侧位影像。

【实训设备】

X 线机，IR，激光打印机，PACS 系统。

【实训步骤】

1. 骶尾骨前后位摄影

（1）IR 设置：将 IR 置于摄影床下方。

（2）摄影体位设计：被检者仰卧于摄影床上，身体正中矢状面垂直于床面并对准床面中线，两臂置于身旁，双下肢伸直并拢，接收器上缘包括第 5 腰椎、下缘包括尾椎。

（3）中心线校对：移动 X 线球管，调节摄影距离为 100cm，中心线对耻骨联合上 3cm 处射入 IR，骶骨摄影时，向头端倾斜 15°~20°；尾骨向足端倾斜 15°。

（4）照射野调节：调节限束器或多叶准直器选择合适的照射野，能容下被检部位即可。

（5）摄影条件选择：调节摄影条件或采用自控曝光模式，参考管电压为 75~85kV、管电流为 400mA、曝光时间为 0.1s。深呼气后屏气曝光。

（6）影像处理及质量评价：根据临床诊断需要进行图像质量评价，图像处理后打印胶片并传输至 PACS 系统。

2. 骶尾骨侧位摄影

（1）IR 设置：将 IR 置于摄影床下方。

（2）摄影体位设计：受检者侧卧于摄影床上，两臂上举抱头，双下肢屈曲支撑身体，使身体冠状面与床面垂直。腰细臀宽者在腰下垫棉垫，使脊柱与床面平行；骶部后缘置 IR 中线外 4cm，铅围裙遮盖非拍摄区；接收器上缘平第 5 腰椎，下缘包括尾椎。

（3）中心线校对：移动 X 线球管，调节摄影距离为 100cm，中心线经髂后下棘平面骶部后缘向前 4cm，垂直射入 IR。

（4）照射野调节：调节限束器或多叶准直器选择合适的照射野，能容下被检部位即可。

（5）摄影条件选择：调节摄影条件或采用自控曝光模式，参考管电压为 75~85kV、管电流为 400mA、曝光时间为 0.2s。深呼气后屏气曝光。

（6）影像处理及质量评价：根据临床诊断需要进行图像质量评价，图像处理后打印胶片并传输至 PACS 系统。

【实训记录】

摄影体位	焦点大小	管电压/kV	管电流/mA	曝光时间/s	FFD/cm	滤线栅/+/-
骶尾骨前后位						
骶尾骨侧位						

【实训结果讨论】

1. 骶尾骨前后位摄影前,被检者消化道需要做哪些准备?

2. 尾骨前后位与骶尾骨前后位有何区别?

实 训 报 告

实训日期：

实训地点：

同组姓名：

报告人：

【实训目标】

【实训设备】

【实训步骤】

【实训记录】

【实训结果讨论】

【指导教师评定】

指导教师：

年　月　日

实训二十九 骨盆正位 X 线摄影

【实训目标】

熟练掌握骨盆前后位的摄影操作;熟悉骨盆摄影的临床应用及注意事项;学会骨盆影像的基本质量评定。

【实训原理】

根据 X 线的几何投影原理,中心线按前后方向通过骨盆定位点,投影到 IR 上,摄取骨盆正位影像。

【实训设备】

X 线机,IR,激光打印机,PACS 系统。

【实训步骤】

1. IR 设置 将 IR 置于摄影床下方。

2. 摄影前准备 暴露被检部位(去除可能重叠在骨盆的物品,如腰带、拉链、纽扣、膏药等),做好被检者的安置。

3. 摄影体位设计 被检者仰卧于摄影床上,身体正中矢状面垂直床面并对准床面中线;两下肢伸直,足尖向上,并稍内旋。IR 上缘超出髂骨嵴上约 3cm;下缘达耻骨联合下 3cm;骨盆畸形者需用棉垫垫于髋部,使两侧髂前上棘连线与摄影床面平行。注意非照射部位的防护。

4. 中心线核对 移动 X 线球管,调节摄影距离为 100cm,中心线经两髂前上棘连线中点与耻骨联合上缘连线中点处垂直射入照射野中心。

5. 照射野调节 调节遮线器或多叶准直器选择合适的照射野,能容下被检部位即可。

6. 曝光条件选择 观察电源电压指示是否在正常范围内再选择曝光条件,参考管电压为 75~85kV、管电流为 100mA、曝光时间为 0.1s,也可选自动控制曝光。

7. 影像处理及质量评价 根据临床诊断需要进行图像质量评价,图像处理后打印胶片并传输至 PACS 系统。

【实训记录】

摄影体位	焦点大小	管电压/kV	管电流/mA	曝光时间/s	FFD/cm	滤线栅/+/-
骨盆前后正位						

【实训结果讨论】

1. 临床有哪些病例需进行骨盆 X 线摄影?

2. 对损伤较严重被检者,在进行体位操作时应注意哪些事项?

3. 骨盆前后位 X 线影像如何调整才能符合临床诊断需要?

4. 骨盆前后位摄影时,为何要采取双足踇趾靠拢,足跟分离的姿势?

实 训 报 告

实训日期：

实训地点：

同组姓名：

报告人：

【实训目标】

【实训设备】

【实训步骤】

【实训记录】

【实训结果讨论】

【指导教师评定】

指导教师：

年 月 日

实训三十 头颅正位、侧位 X 线摄影

【实训目标】

熟练掌握头颅正、侧位的摄影操作;熟悉头颅正、侧位摄影的临床应用及注意事项;学会头颅正、侧位影像的基本质量评定。

【实训原理】

根据 X 线的几何投影原理,中心线按后前方向通过枕外隆凸,投影到 IR 上,摄取头颅正位影像;中心线按左右或右左方向通过外耳孔前、上各 2.5cm 处,投影到 IR 上,摄取头颅侧位影像。

【实训设备】

X 线机,IR,激光打印机,PACS 系统。

【实训步骤】

1. 头颅后前位摄影

(1) IR 设置:将 IR 置于摄影床下方。

(2) 摄影体位设计:被检查者穿好铅衣俯卧于摄影床上,头颅正中矢状面垂直于床面,并重合于床面中线。额部及鼻尖紧贴床面,下颌内收,听眦线垂直于床面,两侧外耳孔与床面等距。IR 上缘超出颅顶 3cm。

(3) 中心线校对:移动 X 线球管,调节摄影距离及中心线。距离一般为 100cm,中心线自枕外隆凸经眉间垂直射入。

(4) 照射野调节:调节照射野,能容下被检部位即可。

(5) 摄影条件选择:调节摄影条件或采用自控曝光模式,参考管电压为 68kV、管电流为 100mA、曝光时间为 0.30s。

(6) 影像处理及质量评价:根据临床诊断需要进行图像质量评价,图像处理后打印胶片并传输至 PACS 系统。

2. 头颅侧位摄影

(1) IR 设置:将 IR 置于摄影床下方。

(2) 摄影体位设计:被检查者穿好铅衣俯卧于摄影床上,身体长轴与床面中线平行。头部侧转,被检侧紧贴床面,头颅矢状面与床面平行,瞳间线垂直床面,下颌稍内收,额鼻线(前额与鼻尖间的连线)与床面平行。被检侧上肢内旋置于身旁,下肢伸直;对侧上肢屈肘握拳垫于颌下,下肢屈曲以支撑身体。IR 上缘超出颅顶 3cm。

(3) 中心线校对:移动 X 线球管,调节摄影距离及中心线。距离一般为 100cm,对准外耳孔前、上各 2.5cm 处垂直射入。

(4) 重复头颅前后位摄影中的第(4)、(5)、(6)步骤。

【实训记录】

摄影体位	焦点 大小	管电压/ kV	管电流/ mA	曝光时间/s	FFD/cm	滤线栅/ +/-
头颅后前位						
头颅侧位						

【实训结果讨论】

1. 头颅正侧位摄影时,中心线如何入射?
2. 头颅正位和侧位在体位设计时,垂直于床面的分别是什么线?
3. 如何评价头颅正、侧位图像的质量?

实 训 报 告

实训日期：

实训地点：

同组姓名：

报告人：

【实训目标】

【实训设备】

【实训步骤】

【实训记录】

【实训结果讨论】

【指导教师评定】

指导教师：

年　月　日

实训三十一 瓦氏位和柯氏位 X 线摄影

【实训目标】

熟练掌握瓦氏位和柯氏位的摄影操作;熟悉瓦氏位和柯氏位摄影的临床应用及注意事项;学会瓦氏位和柯氏位影像的基本质量评定。

【实训原理】

根据 X 线的几何投影原理,中心线按后前方向通过鼻中棘,投影到 IR 上,摄取瓦氏位影像;中心线按后前方向经鼻根部射入,投影到 IR 上,摄取柯氏位影像。

【实训设备】

X 线机,IR,激光打印机,PACS 系统。

【实训步骤】

1. 瓦氏位摄影

(1) IR 设置:将 IR 置于摄影床下方。

(2) 摄影体位设计:被检查者穿好铅衣俯卧于摄影床上,两手放于头旁。正中矢状面垂直于床面,并与床中线重合。下颌骨颏部置于床面上,头稍后仰,鼻尖离开床面约 0.5~1.5cm,使听眦线与床面呈 37°角。

(3) 中心线校对:移动 X 线球管,调节摄影距离及中心线。距离一般为 100cm,中心线自经鼻中棘垂直射入。

(4) 照射野调节:调节照射野,能容下被检部位即可。

(5) 摄影条件选择:调节摄影条件或采用自控曝光模式,参考管电压为 72kV、管电流为100mA、曝光时间为 0.25s。

(6) 影像处理及质量评价:根据临床诊断需要进行图像质量评价,图像处理后打印胶片并传输至 PACS 系统。

2. 柯氏位摄影

(1) IR 设置:将 IR 置于摄影床下方。

(2) 摄影体位设计:被检查者穿好铅衣俯卧于摄影床上,两手放于头旁。正中矢状面垂直于床面,并与床中线重合。额部及鼻尖置于床面上,下颌内收,听眦线垂直于床面。

(3) 中心线校对:移动 X 线球管,调节摄影距离及中心线。距离一般为 100cm,向足侧倾斜23°角,经鼻根部射入。

(4) 重复瓦氏位摄影中的(4)、(5)、(6)步。

【实训记录】

摄影体位	焦点大小	管电压/kV	管电流/mA	曝光时间/s	FFD/cm	滤线栅/+/−
瓦氏位						
柯氏位						

【实训结果讨论】

1. 瓦氏位、柯氏位摄影时,中心线如何入射?

2. 瓦氏位、柯氏位在体位设计时有何不同?

3. 如何评价瓦氏位、柯氏位图像的质量?

实 训 报 告

实训日期：

实训地点：

同组姓名：

报告人：

【实训目标】

【实训设备】

【实训步骤】

【实训记录】

【实训结果讨论】

【指导教师评定】

指导教师：

年　月　日

实训三十二 鼻骨侧位及颅骨切线位 X 线摄影

【实训目标】

熟练掌握鼻骨侧位及颅骨切线位的摄影操作;熟悉鼻骨侧位及颅骨切线位摄影的临床应用及注意事项;学会鼻骨侧位及颅骨切线位影像的基本质量评定。

【实训原理】

根据 X 线的几何投影原理,中心线按左右或右左方向通过鼻根部,投影到 IR 上,摄取鼻骨侧位影像;中心线根据病变部位,选择与病变部位垂直相切射入,投影到 IR 上,摄取颅骨切线位影像。

【实训设备】

X 线机,IR,激光打印机,PACS 系统。

【实训步骤】

1. 鼻骨侧位摄影

(1) IR 设置:将 IR 置于摄影床一端。

(2) 摄影体位设计:被检查者穿好铅衣俯卧于摄影床上(体位摆放同头颅侧位),鼻骨右侧位时,右侧面部贴近 IR,头颅正中矢状面平行于床面,瞳间线垂直床面,额鼻线与接收器长轴平行,鼻根下 1cm 处置于照射野中心;鼻骨左侧位,则左侧面部贴近 IR,余与右侧位相同。

(3) 中心线校对:移动 X 线球管,调节摄影距离及中心线。距离一般为 100cm,中心线经鼻根处垂直射入。

(4) 照射野调节:调节照射野,能容下被检部位即可。

(5) 摄影条件选择:调节摄影条件或采用自控曝光模式,参考管电压为 60kV、管电流为 100mA、曝光时间为 0.025s。

(6) 影像处理及质量评价:根据临床诊断需要进行图像质量评价,图像处理后打印胶片并传输至 PACS 系统。

2. 颅骨切线位摄影

(1) IR 设置:将 IR 置于摄影床一端。

(2) 摄影体位设计:被检查者穿好铅衣俯卧于摄影床上,两手放于头旁。转动受检者头部,使病变区颅骨边缘的切线与 IR 呈垂直关系。在病变处放置金属标志。

(3) 中心线校对:移动 X 线球管,调节摄影距离及中心线。距离一般为 100cm,中心线与病变处颅骨相切,垂直射入接收器中心。

(4) 照射野调节:调节照射野,能容下被检部位即可。

(5) 摄影条件选择:调节摄影条件或采用自控曝光模式,参考管电压为 66kV、管电流为 100mA、曝光时间为 0.25s。

(6) 影像处理及质量评价:根据临床诊断需要进行图像质量评价,图像处理后打印胶片并传输至 PACS 系统。

【实训记录】

摄影体位	焦点 大小	管电压/ kV	管电流/ mA	曝光时间/s	FFD/cm	滤线栅/ +/-
鼻骨侧位						
颅骨切线位						

【实训结果讨论】

1. 鼻骨侧位、颅骨切线位摄影时,中心线如何入射?
2. 鼻骨摄影时为何要摄左右侧位?
3. 如何评价鼻骨侧位、颅骨切线位图像的质量?

实 训 报 告

实训日期:

实训地点:

同组姓名:

报告人:

【实训目标】

【实训设备】

【实训步骤】

【实训记录】

【实训结果讨论】

【指导教师评定】

指导教师:

年 月 日

实训三十三　上颌切牙摄影

【实训目标】

熟练掌握上颌切牙摄影操作;熟悉牙齿摄影的临床应用及注意事项;学会牙齿影像的基本质量评定。

【实训原理】

根据 X 线的几何投影原理,中心线通过牙齿,投照到口内 IR 上,摄取切牙影像。

【实训设备】

牙科 X 线机,牙片,一次性成像液,5ml 注射器,PE 手套,牙科铅防护裙。

【实训步骤】

1. IR 设置　根据被检者病情需要如重点观察目标切牙根尖周,技师戴 PE 手套取牙片并将牙片竖放于目标牙舌侧,下缘贴近牙冠,并超出切缘 0.5cm 以内,下缘与𬌗面平行,上缘贴于腭部,被检者用右手拇指轻压胶片使之固定。

2. 摄影体位设计　被检者穿好铅衣坐于摄影椅上,头颅正中矢状面垂直于地面,上颌咬合面与地面平行。

3. 中心线校对　移动 X 线球管,调节摄影距离及中心线。距离一般为 20~30cm,中心线向足侧倾斜 42°角经切牙牙根对准鼻尖射入胶片。

4. 照射野调节　调节遮线筒使照射野包含被检部位即可。

5. 曝光条件选择　观察机器电源电压是否在正常范围内及其他指示显示正常后,先选择成人/儿童,再选择牙位,曝光条件:参考管电压为 65kV、管电流为 5mA、曝光时间为 0.30s。根据屏-胶片系统和牙位的不同曝光时间也不相同。

6. 影像处理及质量评价　明室冲洗,先用注射器抽取 2~3ml 一次性成像冲洗液,选择牙片一角沿短边平行刺入片袋注入成像液,轻捏片袋,使牙片与成像液充分接触,5 分钟后撕开片袋,流水冲洗牙片并干燥后,观察 X 线图像显示的部位及进行图像质量评定。

【实训记录】

摄影体位	焦点大小	管电压/kV	管电流/mA	曝光时间/s	FFD/cm	滤线栅/+/-
上颌切牙						

【实训结果讨论】

1. 如何确定中心线向足侧的倾斜角度?

2. 上颌牙摄影的标准体位是什么?

实 训 报 告

实训日期：

实训地点：

同组姓名：

报告人：

【实训目标】

【实训设备】

【实训步骤】

【实训记录】

【实训结果讨论】

【指导教师评定】

指导教师：

年　月　日

实训三十四　下颌第三磨牙摄影

【实训目标】

熟练掌握下颌第三磨牙摄影操作;熟悉牙齿摄影的临床应用及注意事项;学会牙齿影像的基本质量评定。

【实训原理】

根据 X 线的几何投影原理,中心线通过牙齿,投照到口内 IR 上,摄取磨牙影像。

【实训设备】

牙科 X 线机,牙片,一次性成像液,5ml 注射器,PE 手套,牙科铅防护裙。

【实训步骤】

1. IR 设置　技师戴 PE 手套取牙片并将牙片横放于目标磨牙舌侧,上缘贴近牙冠,并超出切缘 0.5cm 以内,怀疑第三磨牙近中阻生时尽量向下向后推牙片,被检者用对侧食指轻压胶片使之固定。

2. 摄影体位设计　被检者穿好铅衣坐于摄影椅上,头颅正中矢状面垂直于地面,与正中矢状面呈 80°~90°角,下颌咬合面与地面平行。

3. 中心线校对　移动 X 线球管,调节摄影距离及中心线。距离一般为 20~30cm,中心线向头侧倾斜 5°角经眼外眦垂线与下颌交汇上 1cm 处第三磨牙牙根射入胶片。

4. 照射野调节　调节遮线筒使照射野包含被检部位即可。

5. 曝光条件选择　观察机器电源电压是否在正常范围内及其他指示显示正常后先选择成人/儿童再选择牙位,曝光条件:参考管电压为 65kV、管电流为 5mA、曝光时间为 0.50s。根据屏-胶片系统和牙位以及被检者体形的不同曝光时间也不相同。

6. 影像处理及质量评价　明室冲洗,先用注射器抽取 2~3ml 一次性成像冲洗液,选择牙片一角沿短边刺入片袋注入成像液,轻捏片袋,使牙片与成像液充分接触,5 分钟后撕开片袋,流水冲洗牙片并干燥后观察 X 线图像显示的部位及进行图像质量评定。

【实训记录】

摄影体位	焦点大小	管电压/kV	管电流/mA	曝光时间/s	FFD/cm	滤线栅/+/−
下颌第三磨牙						

【实训结果讨论】

1. 下颌牙摄影的标准体位是什么?

2. 如何评价下颌第三磨牙成像质量?

实 训 报 告

实训日期：

实训地点：

同组姓名：

报告人：

【实训目标】

【实训设备】

【实训步骤】

【实训记录】

【实训结果讨论】

【指导教师评定】

指导教师：

年　月　日

实训三十五　乳腺侧斜位及轴位摄影

【实训目标】

熟练掌握乳腺侧斜位、上下轴位的摄影操作;熟悉乳腺侧斜位及轴位摄影的临床应用及注意事项;学会乳腺侧斜位及轴位影像的基本质量评定。

【实训原理】

根据 X 线的几何投影原理,中心线通过前上方向到外下方向达 IR 上,摄取乳腺侧斜位影像。

【实训设备】

X 线机,IR,激光打印机,PACS 系统。

【实训步骤】

1. 乳腺侧斜位摄影

(1) IR 设置:将 IR 置于摄影台下方。

(2) 摄影体位设计:被检者面对摄影架站立,旋转机架与胸大肌平行;检查技师站在被检者的后外方。调节平台高度,使平台上部的高度大约与肩同高;被检侧上臂抬高放松,放在机架手柄上,使被检侧身体外侧靠紧摄影台边缘,将乳腺及胸大肌置于摄影台上;技师边操作边加压乳腺,压迫板的上角应低于锁骨,技师用手(冬天暖手后进行)充分托起被检乳腺,向上向外拉伸乳腺与胸大肌,并展平乳腺使乳腺呈侧斜位压扁状,乳头呈切线位的同时脚踏压迫器加压,技师在脚踏压迫控制下慢慢撤离手移开成像区域,继续用手承托乳腺,直至有足够压力能保持乳腺位置,改为手动微调加压到乳腺表面有紧绷感为止,保持乳腺的位置不变,向下拉腹部组织以打开乳腺下皮肤皱褶。

(3) 中心线校对:球管中心线从被检侧乳腺的内上方达外下方,垂直摄影台中线上。

(4) 照射野调节:调节照射野,包含乳腺、胸大肌和腋下组织。

(5) 摄影条件选择:观察机器电源电压是否在正常范围内及其他指示显示正常后再选择曝光条件,参考管电压为 25~33kV、管电流为 100mA、曝光时间为 0.10s,摄影距离 50~65cm,虚拟曝光。

(6) 影像处理及质量评价:根据临床诊断需要进行图像质量评价,图像处理后打印胶片并传输至 PACS 系统。

2. 乳腺上下轴位摄影

(1) IR 设置:将 IR 置于摄影台下方。

(2) 摄影体位设计:被检者面向机架站立,面转向对侧,检查侧胸壁紧靠摄影台;机架垂直于地面,技师调节摄影台高度,使被检者乳腺置于摄影台正中,乳头呈水平向前;技师站在被检者被检乳腺的内侧,被检者头转对侧,用对侧的手用力向外压扁对侧乳腺,技师用一手放其肩上,一手托起乳腺(冬天暖手后),或腺体较大时用双手放在乳腺上下方,轻轻将乳腺组织往前上牵拉远离胸壁,因上部乳腺易成盲区,应尽量充分托起乳腺,展平皮肤皱褶,且将乳头呈切线位置于摄影台中线上,技师一边加压,一边用手拉伸乳腺组织,先用电动调节压迫器自上而下压紧并固定乳腺,再用手微调压迫器直至乳腺表面有紧绷感为止,如果皮肤皱褶仍然存在,则用一个手指轻轻滑动展平褶处。

(3) 中心线校对:球管中心线经被检侧乳腺的上方入射达下方垂直摄影台中线。

(4) 照射野调节:调节照射野,包括整个乳腺组织。

(5) 摄影条件选择:参考乳腺侧斜位摄影第(5)步。

（6）影像处理及质量评价：根据临床诊断需要进行图像质量评价，图像处理后打印胶片并传输至 PACS 系统。

【实训记录】

摄影体位	焦点大小	管电压/kV	管电流/mA	曝光时间/s	FFD/cm	滤线栅/+-
乳腺侧斜位						
乳腺上下轴位						

【实训结果讨论】

1. 乳腺侧斜位和上下轴位摄影时，中心线如何入射？

2. 乳腺侧斜位摄影时如何才能完全包括胸大肌在内的腋部软组织？轴位摄影如何才能包括深部的乳腺组织？如何不产生皮肤皱褶？

3. 如何评价乳腺侧斜位和乳腺上下轴位图像的质量？

实 训 报 告

实训日期：

实训地点：

同组姓名：

报告人：

【实训目标】

【实训设备】

【实训步骤】

【实训记录】

【实训结果讨论】

【指导教师评定】

指导教师：

年　月　日

实训三十六　静脉尿路造影检查技术（临床见习）

【实训目标】

熟练掌握 X 线检查设备和对比剂的使用;学会输尿管压迫和摄片方法;熟练掌握静脉尿路造影操作。

【实训步骤】

案例:受检者,女性,36 岁。左腰部疼痛并放射至左腹股沟伴血尿 1 周,肾区压痛、叩击痛。门诊医生初步诊断泌尿系统结石,送影像科检查。作为影像技师,应如何进行静脉尿路造影检查?

1. 造影前的准备工作

（1）造影前 2~3d,不吃易产气和多渣食物,禁服铋剂、碘剂、钙剂和其他含重金属的药物。

（2）造影前日晚服泻药,口服蓖麻油、番泻叶或其他缓泻剂。

（3）造影前 12h 禁食和控制饮水。

（4）造影前先行腹部透视,如发现肠腔内产物较多,应做清洁灌肠或皮下注射垂体加压素 0.5ml,促使肠内粪便或气体排出。

（5）准备 76% 复方泛影葡胺 20~40ml,做碘过敏试验,并向受检者介绍检查过程以取得受检者的配合。

2. 操作技术

（1）首先摄取全尿路平片一张。

（2）采用腹部加压技术,即使用腹带压迫,外加两个圆柱状棉垫,呈倒八字形固定于双侧髂前上棘连线水平。

（3）缓慢注射对比剂 20ml,在注药完毕后的 7min、15min 和 30min 各摄肾区片一张;或用 40ml 对比剂,可缩短造影时间。X 线中心线对准胸骨剑突至脐部连线的中点,受检者呼气后屏气曝光。

（4）在肾盂肾盏显影满意后解除压迫,摄全尿路片 1 张。

3. 影像处理及质量评价　根据临床诊断需要进行图像质量评价,图像处理后打印胶片并传输至 PACS 系统。

实 训 报 告

实训日期：

实训地点：

同组姓名：

报告人：

【实训目标】

【实训设备】

【实训步骤】

【实训记录】

【实训结果讨论】

【指导教师评定】

指导教师：

年 月 日

实训三十七　数字 X 线摄影图像质量评价

【实训目标】

掌握图像质量评价流程；熟悉图像参数的查阅方法；熟练掌握医学图像的评价；熟练掌握医学图像质量改进的具体操作。

【实训原理】

图像质量管理的基本概念；数字 X 线图像质量评价方法。

【实训设备】

X 线机，IR，激光打印机，PACS 系统。

【实训步骤】

1. 案例分析

基本信息：受检者，女性，71 岁，体重 71kg。

主诉：喘息气促 2 周。

现病史：受检者无明显诱因出现喘息、气促、咳嗽、咳痰，咳黄白色黏痰，无咯血，无呼吸困难，无胸痛，无头痛、头晕，无腹痛腹泻。

2. 医学图像分析

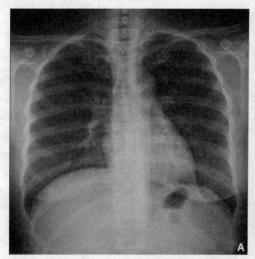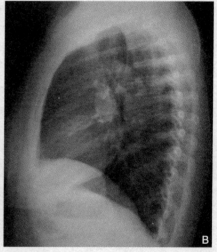

胸部正、侧位图像

【实训记录】

评价内容	质量描述	质量等级
诊断要求		
成像技术		
物理参数		

【实训结果讨论】

1. 简述数字 X 线图像质量评价指标与标准。
2. 总结数字 X 线图像的处理技术与临床应用。

实 训 报 告

实训日期：

实训地点：

同组姓名：

报告人：

【实训目标】

【实训设备】

【实训步骤】

【实训记录】

【实训结果讨论】

【指导教师评定】

指导教师：

年　月　日

第一章 X 线摄影检查技术概论

单项选择题

单项选择题(A1 型题)答题说明:每一道考试题下面有 A、B、C、D、E 5 个备选答案。请从中选择 1 个最佳答案,并填在( )中。

1. 影像检查按其属性以及临床岗位工作进行分类,通常包括( )

   A. X 线摄影   B. CT 检查   C. MRI 检查

   D. 核医学检查   E. 以上都是

2. 发现 X 线的科学家是( )

   A. 爱迪生   B. 爱因斯坦   C. 牛顿

   D. 伦琴   E. 高斯

3. X 线摄影检查技术课程的主要内容**不包括**( )

   A. X 线检查体位   B. 核医学检查

   C. 数字 X 线摄影成像技术   D. X 线造影检查技术

   E. 影像处理和打印技术

4. 世界第一张 X 线图像拍摄于( )

   A. 1895 年 11 月 8 日   B. 1986 年 11 月 22 日   C. 1895 年 11 月 22 日

   D. 1896 年 11 月 8 日   E. 1896 年 10 月 8 日

5. 发现 X 线的时间是( )

   A. 1895 年 11 月 8 日   B. 1986 年 11 月 22 日   C. 1895 年 11 月 22 日

   D. 1896 年 11 月 8 日   E. 1896 年 10 月 8 日

6. 直接数字化摄影技术是( )

   A. FPD   B. CR   C. DR

   D. IP   E. DSA

【答案】

1. E 2. D 3. B 4. C 5. A 6. C

第二章 X线摄影原理的认知

一、单项选择题

单项选择题(A1型题)答题说明:每一道考试题下面有A、B、C、D、E 5个备选答案。请从中选择1个最佳答案,并填在(   )中。

1. X线信息影像传递过程中作为信息源的是(   )
   A. X线
   B. 受检体
   C. 增感屏
   D. 胶片
   E. 照片

2. X线影像信息的传递**错误的**是(   )
   A. 受检体作为信息源
   B. X线作为信息载体
   C. 经显影处理形成可见密度影像
   D. 第一阶段的信息传递取决于胶片特性
   E. X线诊断属于X线影像信息传递与转换过程

3. 有效焦点大小在摄影时的变化规律为(   )
   A. 管电流越大,焦点越大
   B. 管电压越大,焦点越大
   C. 曝光时间越长,焦点越大
   D. 照射野越小,焦点越小
   E. 摄影距离越大,焦点越小

4. 关于标称焦点尺寸的表示方法,下列正确的是(   )
   A. 1.0cm
   B. 1.0mm
   C. 1.0mm×1.0mm
   D. 1.0
   E. 1.0cm×1.0cm

5. 关于焦点方位特性的叙述,正确的是(   )
   A. 近阳极侧大
   B. 近阴极侧大
   C. 两极侧等大
   D. 呈单峰分布
   E. 呈双峰分布

6. 有关中心线的叙述,正确的是(   )
   A. 中心线代表摄影方向
   B. 斜射线能正确反映被照体的状况
   C. 中心线一般通过被摄部位的边缘
   D. 中心线一定与胶片垂直
   E. 从X线管窗口射出的X线即是中心线

7. X线管发出的X线束是(   )
   A. 平行线束
   B. 锥形线束
   C. 交叉线束
   D. 垂直线束
   E. 不规则线束

8. X线摄影与透视的基础为(   )
   A. 穿透作用
   B. 荧光作用
   C. 感光作用
   D. 电离作用
   E. 脱水作用

9. 构成X线影像的四大要素**不包括**(   )
   A. 密度
   B. 厚度
   C. 对比度
   D. 锐利度
   E. 失真度

10. 如果透过图像某点的光为观片灯光强的1/100,则该点的密度值为(   )
    A. 0.02
    B. 0.1
    C. 1.0
    D. 2.0
    E. 3.0

11. 一般来说,适合诊断的密度范围在( )
    A. 0~0.15　　　　　　　　　B. 0.15~0.25　　　　　　　　　C. 0.25~1.5
    D. 0.25~2.0　　　　　　　　　E. 1.0~3.0

12. 对胶片感光效应影响不大的因素是( )
    A. X射线的因素　　　　　　　　　　　　　　　B. 显影时间、温度
    C. 定影时间、温度　　　　　　　　　　　　　　D. 胶片的感光度
    E. 被照体的厚度、密度等因素

13. 关于影响密度的因素,**错误**的叙述是( )
    A. 管电压对图像密度有一定的影响
    B. 在正确曝光下,照射量与密度是成比例变化的
    C. X线作用在胶片上的感光效应与焦-片距的平方成正比
    D. 图像密度随被照体的厚度、密度增高而降低
    E. 胶片感光度、增感屏性能及暗室冲洗因素均影响图像密度

14. 关于密度的说明,**不正确**的说法是( )
    A. 光学密度即图像上的黑化程度
    B. 图像上的密度即双面药膜的密度之和
    C. 图像密度可用阻光率的常用对数值表示
    D. 图像上透亮部分表示光学密度高、组织密度低的部分
    E. 图像密度可直接用光学密度计测量

15. 下列叙述中**错误**的是( )
    A. 使用低电压摄影时,管电压对图像密度的影响大
    B. n 值随管电压的升高而升高
    C. 使用高电压摄影时,摄影条件的通融性大
    D. 使用低电压摄影时,管电流的选择要严格
    E. 使用低电压摄影时,摄影条件选择要严格

16. 下列叙述中**错误**的是( )
    A. 缩短摄影距离可以减少曝光条件
    B. 图像的密度与摄影距离成反比
    C. X线强度的扩散与距离遵循反平方定律
    D. 增加焦-片距可以减少放大变形
    E. X线机的容量大小是选择摄影距离应考虑的因素

17. 下列叙述**错误**的是( )
    A. 人体除骨骼外,其他组织密度大体相同
    B. 组织的减弱系数与构成该物质的密度成正比
    C. 组织密度越大,产生X线图像密度越大
    D. 被摄体密度、原子序数相同时,图像对比度受厚度支配
    E. 肢体厚度大时,图像密度小

18. 下列叙述**错误**的是( )
    A. 胶片的本底灰雾可使图像影像中低密度区灰雾增加
    B. 胶片的本底灰雾对高密度区影响不大
    C. 胶片的本底灰雾对图像对比度影响不大

　　D. 使用增感屏与不使用增感屏相比,胶片特性曲线斜率加大

　　E. 显影处理影响图像密度及对比度

19. 控制图像密度的主要因素为(　　　)

　　A. kV　　　　　　　　　　B. mAs　　　　　　　　　C. r 值

　　D. FFD　　　　　　　　　E. 显影加工条件

20. 为获取相同的图像密度值,焦-片距从 200cm 减少至 100cm,则所需的曝光量为原曝光量的(　　　)倍

　　A. 1/2　　　　　　　　　B. 2　　　　　　　　　　C. 1/4

　　D. 4　　　　　　　　　　E. 8

21. 光学对比度与 X 线对比度的关系为(　　　)

　　A. K=lgKx　　　　　　　B. Kx=r・lgK　　　　　　C. K=r・lgKx

　　D. K=r・Kx　　　　　　　E. Kx=r・k

22. 影像光学对比度的主要影响因素是(　　　)

　　A. 管电压　　　　　　　　B. 管电流量　　　　　　　C. 灰雾

　　D. 显影加工　　　　　　　E. 肢体厚度

23. 下列两组织间产生最大 X 线对比度的是(　　　)

　　A. 肌肉与脂肪　　　　　　B. 肌肉与空气　　　　　　C. 骨与脂肪

　　D. 骨与肺　　　　　　　　E. 骨与肌肉

24. X 线图像上相邻组织影像的密度差称为(　　　)

　　A. 射线对比度　　　　　　B. 胶片对比度　　　　　　C. 图像对比度

　　D. 物体对比度　　　　　　E. X 线信息影像

25. 除了被检体本身的因素外,对图像对比度影响最大因素的是(　　　)

　　A. 线质和散射线　　　　　B. X 线量　　　　　　　　C. 胶片对比度

　　D. 增感屏特性　　　　　　E. 冲洗技术

26. 关于 X 线图像影像锐利度的叙述,**错误**的是(　　　)

　　A. 锐利度建立在对比度的基础之上

　　B. 分辨率就是锐利度

　　C. 图像上相邻两部分密度移行距离越短,锐利度越高

　　D. 胶片分辨记录被照体细微结构的能力称为分辨力

　　E. 分辨率是胶片本身具有的性能

27. X 线摄影能量范围内的散射线几乎全部来自(　　　)

　　A. 光电效应　　　　　　　B. 康普顿散射　　　　　　C. 不变散射

　　D. 电子对效应　　　　　　E. 光核反应

28. 下列关于散射线含有率,**错误**的叙述是(　　　)

　　A. 散射线含有率随管电压升高而加大

　　B. 散射线含有率随管电流加大而减小

　　C. 照射野是产生散射线的最主要的因素

　　D. 散射线含有率随被照体厚度的增加而增加

　　E. 照射野增大时散射线含有率大幅度上升

29. 不能消除或减少散射线影响的是(　　　)

　　A. 使用遮线器　　　　　　B. 使用滤线器　　　　　　C. 使用增感屏

D. 加大物-片距　　　　　　　　E. 减小照射野

30. 不会产生滤线栅切割效应的情况是(　　)
    A. 中心射线倾斜方向与铅条方向平行　　　B. 中心射线倾斜方向与铅条方向垂直
    C. X线管上下偏离栅焦距　　　　　　　　D. 中心射线左右偏离栅中线
    E. 聚焦栅反置使用

31. 预得到相同密度,原用 100mAs、60kV、100cm。现摄影距离改用 50cm,若管电压不变,应该选用的毫安秒(mAs)是(　　)
    A. 200　　　　　　　　　B. 50　　　　　　　　　C. 25
    D. 100　　　　　　　　　E. 400

32. 下列叙述**不正确**的是(　　)
    A. 照射野是产生散射线的主要来源
    B. 照射野越大,散射线越多,图像对比度越差
    C. 照射野大小可用准直器加以调节
    D. X线摄影时,照射野越大越好
    E. 照射野是指入射到肢体曝光面的大小

33. 下列**错误**的叙述是(　　)
    A. 斜射线与中心线夹角越小,斜射线越靠近中心线
    B. 同样大的照射野,焦-片距越大,照射到胶片上的射线越接近于平行
    C. 肢体的放大率越小,半影也越小
    D. 半影的大小与肢-片距有关,与焦-肢距无关
    E. 大多采用缩小焦点的方法减小半影,提高清晰度

34. 下列有关中心线的叙述正确的是(　　)
    A. 中心线是投照方向的代表
    B. 远离中心线的射线能正确反映被照体的状况
    C. 中心线一般通过被摄部位的边缘
    D. 只要中心线与胶片垂直投射,就能获得正确的摄影效果
    E. 从 X 线管窗口射出的 X 线即是中心线

35. 国际放射界公认模糊阈值(　　)
    A. 0.02mm　　　　　　　B. 0.12mm　　　　　　　C. 0.20mm
    D. 0.22mm　　　　　　　E. 2.00mm

36. 下列叙述**错误**的是(　　)
    A. X 线与被照物体的关系不正确,可引起歪斜失真
    B. 焦点过大,可引起歪斜失真
    C. 焦点未对准被照物体中心,可引起歪斜失真
    D. 肢-片距过大,可引起失真
    E. 焦-肢距过小,可引起失真

37. 下列叙述中正确的是(　　)
    A. X 线摄影的图像一般没有放大现象
    B. 被照体与胶片不平行时,图像影像密度不一致
    C. 被照体或病灶应与胶片尽量平行、靠近
    D. 放大失真即歪斜失真

E. 增加焦-肢距与增加肢-片距效果相同

38. 有关失真度的**不正确**的叙述是(　　)

    A. 图像影像较原物体在大小、形态上的差异称为失真度

    B. 影像失真的主要原因是不适当的摄影距离与摄影角度

    C. 一张标准 X 线图像应无任何失真

    D. 影像失真是同一物体不同部分不等量放大所致

    E. 影像变形有放大变形、位置变形、形态变形等

39. 下列措施**不能**减小运动模糊的是(　　)

    A. 缩短肢-片距　　　　　　　　B. 增高管电压　　　　　　　　C. 固定肢体

    D. 缩短曝光时间　　　　　　　　E. 屏住呼吸

40. 屏-片接触不良可引起图像(　　)

    A. 灰雾度高　　　　　　　　　　B. 分辨率低　　　　　　　　　C. 清晰度差

    D. 对比度好　　　　　　　　　　E. 层次丰富

41. 图像影像仅在某一部分出现模糊,其原因可能是(　　)

    A. 摄影时片盒移动　　　　　　　B. 摄影时间过长　　　　　　　C. 摄影时肢体移动

    D. 屏-片接触不良　　　　　　　　E. 摄影时球管震动

42. 用同种荧光物质制作的增感屏,清晰度最好的应是(　　)

    A. 粗颗粒,薄涂层　　　　　　　B. 粗颗粒,厚涂层　　　　　　　C. 细颗粒,薄涂层

    D. 细颗粒,厚涂层　　　　　　　E. 不均匀颗粒,厚涂层

43. 滤线栅的作用是(　　)

    A. 吸收散射线　　　　　　　　　　　　　　　B. 吸收焦外 X 线

    C. 吸收原发射线及大量散射线　　　　　　　　D. 抑制原发射线,减少散射线

    E. 吸收软射线

44. 分辨率为 5LP/mm 时,该组织径线宽度为(　　)

    A. 0.2mm　　　　　　　　　　　B. 0.5mm　　　　　　　　　　C. 1.0mm

    D. 0.1mm　　　　　　　　　　　E. 2.0mm

45. 增加窗口过滤板的厚度,导致 X 线质(　　)

    A. 变软　　　　　　　　　　　　B. 变硬　　　　　　　　　　　C. 量减少

    D. 失真　　　　　　　　　　　　E. 以上都是

46. 影响图像清晰度的主要因素是(　　)

    A. 管电压(kV)　　　　　　　　　B. 管电流量(mAs)　　　　　　C. 焦-片距离(FFD)

    D. 焦点尺寸　　　　　　　　　　E. 显影加工

47. 图像密度值为 1.0 时,对应的透光率是(　　)

    A. 10　　　　　　　　　　　　　B. 1.0　　　　　　　　　　　　C. 1/10

    D. 1/100　　　　　　　　　　　E. 1/1 000

48. 关于滤线栅栅比的正确解释是(　　)

    A. 栅比为铅条高度与其宽度之比　　　　　　B. 栅比为铅条宽度与其高度之比

    C. 栅比越大则透过的散射线越少　　　　　　D. 栅比为单位距离内铅条的数目

    E. 栅比表示单位体积中铅的重量大小

49. 防止运动模糊最有效的方法是(　　)

    A. 应用过滤板　　　　　　　　　B. 应用滤线栅　　　　　　　　C. 应用增感屏

D. 短时间曝光　　　　　　　　　E. 消除散射线

50. 关于图像斑点,下列说法**错误**的是(　　)
    A. 斑点多可使影像模糊　　　　　　B. 卤化银可形成胶片斑点
    C. 可有屏结构斑点和量子斑点　　　D. 量子越少,量子斑点越多
    E. 图像斑点可经定影消除

51. X 线摄影中表示 X 线量的是(　　)
    A. 半价层　　　　　　B. 靶物质　　　　　　C. kV
    D. mAs　　　　　　　E. 电压波形

52. 滤线栅使用原则中,肢体厚度超过(　　)
    A. 5cm　　　　　　　B. 10cm　　　　　　C. 15cm
    D. 20cm　　　　　　 E. 25cm

53. 下列物质可用作滤线栅板填充物的是(　　)
    A. 钨　　　　　　　　B. 铝　　　　　　　C. 锌
    D. 铜　　　　　　　　E. 铁

54. 滤线栅使用原则中,X 线管管电压须超过(　　)
    A. 55kV　　　　　　 B. 60kV　　　　　　C. 65kV
    D. 70kV　　　　　　 E. 75kV

55. X 线摄影能使胶片产生(　　)
    A. 穿透作用　　　　　B. 荧光作用　　　　C. 感光作用
    D. 电离作用　　　　　E. 脱水作用

56. X 线普通透视,荧光屏产生可见图像主要利用(　　)
    A. 穿透作用　　　　　B. 荧光作用　　　　C. 感光作用
    D. 电离作用　　　　　E. 脱水作用

57. X 线摄影时,图像的密度取决于(　　)
    A. kV　　　　　　　　B. mAs　　　　　　 C. FFD
    D. 显影加工　　　　　E. r 值

58. 正像是指(　　)
    A. 在观片灯下所见的像　　　　　　B. 布局合理的概观像
    C. 组织密度高、亮度弱的像　　　　D. 组织密度高、亮度强的像
    E. 位置正确的像

59. 负像是指(　　)
    A. 在荧光屏上所见的像　　　　　　B. 布局合理的反像
    C. 组织密度高、透亮度强的像　　　D. 组织密度高、透亮度弱的像
    E. 位置正确的像

60. 关于 X 线摄影检查的优点,**错误**的叙述是(　　)
    A. 对功能观察优于透视　　　　　　B. 成像清晰
    C. 对比度良好　　　　　　　　　　D. 有客观记录
    E. 密度、厚度差异小的部位能显示

61. X 线影像的形成过程中不起作用的是(　　)
    A. X 线的穿透作用　　　　　　　　B. X 线的荧光作用
    C. X 线的散射线　　　　　　　　　D. X 线的感光作用

E. 被照体对 X 线的吸收差异

62. 用 t_0 和 t_1 分别表示图像产生 1.0 密度值时无屏和有屏的照射量,则该增感屏的增感率表达式是( )
    A. $f=t_0/t_1$ B. $f=t_1/t_0$ C. $f=t_0-t_1$
    D. $f=t_1-t_0$ E. $f=t_0+t_1$

63. 曝光时间和光强度乘积相等而所形成的密度不等的现象称( )
    A. 间歇曝光效应   B. 静电效应   C. 反转现象
    D. 压力效应   E. 互易律失效

64. 有关感光效应的叙述,**错误**的是( )
    A. 感光效应与管电流成正比   B. 感光效应与管电压的 n 次方成正比
    C. 感光效应与摄影距离成反比   D. 感光效应与摄影时间成正比
    E. 感光效应与滤线栅曝光倍数成反比

65. 关于滤线栅栅比的叙述,下列哪项**错误**( )
    A. 是栅条高度与栅条间隔之比   B. 高电压摄影应用大栅比滤线栅
    C. 越大,消除散射线作用越好   D. 栅比亦称曝光倍数
    E. 是滤线栅的几何特性之一

66. 医用 X 线摄影用感绿胶片的吸收光谱峰值为( )
    A. 390nm   B. 420nm   C. 550nm
    D. 700nm   E. 1 000nm

67. 医用 X 线摄影用感蓝胶片的吸收光谱峰值为( )
    A. 390nm   B. 420nm   C. 550nm
    D. 700nm   E. 1 000nm

68. 红外线激光胶片的吸收光谱峰值为( )
    A. 250nm   B. 550nm   C. 630nm
    D. 820nm   E. 950nm

69. 氦氖激光胶片的吸收光谱峰值为( )
    A. 250nm   B. 550nm   C. 630nm
    D. 820nm   E. 950nm

70. 在普通 X 线胶片中不应包含的结构层次是( )
    A. 结合膜   B. 保护膜   C. 防静电层
    D. 防光晕层   E. 热敏层

71. 普通 X 线胶片采用的卤化银是( )
    A. AgBr   B. AgCl   C. AgI
    D. AgF   E. AgBr 及少量 AgI

72. 扁平颗粒胶片的感光物质是( )
    A. AgBr   B. AgBr 及少量 AgI   C. AgI
    D. AgF   E. AgBr+AgF

73. 下列关于胶片的叙述**不正确**的是( )
    A. 晶体颗粒大,感光度高   B. 晶体颗粒分布均匀,对比度高
    C. 晶体颗粒大小不一,宽容度高   D. 晶体颗粒小,分辨率低
    E. 晶体颗粒小,涂层薄,清晰度好

74. 属于乳剂双面涂布型感光材料是(　　)
    A. 乳腺 X 线胶片　　　　　　B. CT 胶片　　　　　　　　C. 普通 X 线胶片
    D. 荧光缩影胶片　　　　　　E. X 线复制片

75. X 线胶片卤化银颗粒大小平均为(　　)
    A. 1.0mm　　　　　　　　　B. 1.0μm　　　　　　　　　C. 1.7mm
    D. 1.7μm　　　　　　　　　E. 2.8μm

76. 关于医用 X 线胶片的贮存,**错误**的是(　　)
    A. 温度 10~15℃　　　　　　　　　　B. 湿度 40%~60%
    C. 防止压力效应产生　　　　　　　　D. 避免有害气体接触
    E. 标准条件下可无限期保存

77. 有关明胶的性质说明,叙述**错误**的是(　　)
    A. 保护 AgBr 晶体颗粒不结块、不沉淀
    B. 具有多孔性,有利于显影液渗透和胶片制作
    C. 提供感光中心
    D. 具有热熔冷凝性
    E. 易溶于水

78. X 线胶片上**不存在**的成分(　　)
    A. AgBr　　　　　　　　　B. AgI　　　　　　　　　　C. $CaWO_4$
    D. 明胶　　　　　　　　　E. 涤纶片基

79. 医用 X 线胶片的感光性能**不包括**(　　)
    A. 感光度　　　　　　　　B. 增感率　　　　　　　　C. 反差系数
    D. 宽容度　　　　　　　　E. 最大密度

80. X 线胶片上产生密度 1.0 所需曝光量的倒数定义为(　　)
    A. 感光度　　　　　　　　B. 最小密度　　　　　　　C. 反差系数
    D. 宽容度　　　　　　　　E. 最大密度

81. 产生诊断密度(0.25~2.00)所对应的曝光量范围称为(　　)
    A. 感光度　　　　　　　　B. 反差系数　　　　　　　C. 平均斜率
    D. 宽容度　　　　　　　　E. 最大密度

82. X 线胶片感光度的计算时,采用基准密度点是(　　)
    A. $D_0+0.1$　　　　　　　B. $D_0+0.2$　　　　　　　C. $D_0+0.3$
    D. $D_0+1.0$　　　　　　　E. $D_0+0.5$

83. 胶片感光发生的光化学反应,实质上属于(　　)
    A. 水解反应　　　　　　　B. 合成反应　　　　　　　C. 氧化-还原反应
    D. 光合作用　　　　　　　E. 光化学反应

84. X 线胶片特性曲线的直线部(　　)
    A. 密度与照射量的变化不成比例的部分　　B. 密度与照射量的变化成比例的部分
    C. 不是摄影中力求应用的部分　　　　　　D. 密度与照射量没联系的部分
    E. 以上都不是

85. 胶片特性曲线**不能**反映胶片的(　　)
    A. 感光度　　　　　　　　B. 本底灰雾　　　　　　　C. 感色性
    D. 最大密度　　　　　　　E. 反差系数

86. 关于胶片的 r 值,叙述**错误**的是( )
    A. r 值指胶片的反差系数
    B. r 值大的胶片影像对比度小
    C. r 值大的胶片宽容度小
    D. r 值指的是直线部的斜率
    E. r 线胶片的 R 值在 2.5~3.5 之间

87. X 线摄影力求利用的部分是 H-D 曲线中的( )
    A. 起始部
    B. 直线部
    C. 肩部
    D. 反转部
    E. 全部

88. 有关 H-D 曲线的叙述,**错误**的为( )
    A. 图像对比度与图像的 r 值有关
    B. 通常把 H-D 曲线的最大斜率称为 r 值
    C. H-D 曲线可因显影液种类而异
    D. r 值大的胶片其宽容度小
    E. H-D 曲线的直线部可表示胶片的空间分辨力

89. 关于胶片本底灰雾 D_0,**错误**的叙述是( )
    A. D_0 是照射量等于零时图像所具有的密度值
    B. D_0 位于特性曲线的起始点
    C. D_0 是胶片曝光后产生的最小密度值
    D. D_0 由片基密度和乳剂灰雾组成
    E. D_0 大小与乳剂感光中心的大小和数目有关

90. 能得到光学密度最大值的组合是( )
    A. 25mA,0.40S
    B. 50mA,0.20S
    C. 100mA,0.10S
    D. 150mA,0.08S
    E. 200mA,0.05S

91. 激光相机成像胶片的特点**不包括**( )
    A. 具有极细微的乳剂颗粒
    B. 涂有防光晕层
    C. 单层涂布
    D. 吸收光谱峰值在 300~500nm
    E. 数字成像质量高

92. 关于胶片特性,叙述**不正确**的是( )
    A. r 值大的胶片宽容度小
    B. 高感光度的胶片解像力低
    C. 把吸收入射光 90% 的三张图像重合的密度值为 3.0
    D. 给胶片过度曝光可产生反转现象
    E. 医用 X 线胶片的 r 值通常比 1 小

93. 胶片感光特性曲线的组成**不包括**( )
    A. 起始部
    B. 平坦部
    C. 直线部
    D. 肩部
    E. 反转部

94. 关于增感屏的性能,叙述**错误**的是( )
    A. 降低 X 线照射剂量
    B. 增加影像对比度
    C. 降低影像清晰度
    D. 使影像颗粒性变差
    E. 增加胶片的空间分辨力

95. 增感屏结构中反射层的作用( )
    A. 提高发光效率
    B. 提高清晰度
    C. 改善颗粒度
    D. 控制量子斑点
    E. 提高对比度

96. 增感屏结构中吸收层的作用是( )
    A. 提高发光效率
    B. 提高清晰度
    C. 改善颗粒度

D. 控制量子斑点　　　　　　　　　E. 提高对比度

97. 使用增感屏,叙述**错误**的是(　　)

A. 减少 X 线对人体的损害　　　　　　　B. 为摄取厚度大的组织提供方便

C. 有利于提高图像影像的清晰度　　　　D. 增加了 X 线图像的斑点

E. 减少曝光量

98. 增感屏的增感率是指(　　)

A. 在图像上产生同等密度时,无屏与有屏所需照射量之比

B. 在图像上产生同等密度时,有屏与无屏所需照射量之比

C. 在图像上产生同等密度 1.0 时,无屏与有屏所需照射量之比

D. 在图像上产生同等密度 1.0 时,有屏与无屏所需照射量之比

E. 以上都不是

99. 标准通用型增感屏的荧光体为(　　)

A. 钨酸钙　　　　　　　　B. 硫氧化钆　　　　　　　C. 硫氧化钇

D. 氟氯化钡　　　　　　　E. 溴氧化镧

100. 下述增感屏使用时必须与感绿片匹配(　　)

A. 钨酸钙　　　　　　　　B. 硫氧化钆　　　　　　　C. 硫氧化钇

D. 氟氯化钡　　　　　　　E. 溴氧化镧

101. 其他曝光条件相同,设使用增感屏时的曝光时间为 t,不用时的曝光时间为 t_0,则增感率的计算式为(　　)

A. $f=t_0-t$　　　　　　　B. $f=\lg t_0/t$　　　　　　C. $f=t/t_0$

D. $f=t_0/t$　　　　　　　E. $f=t \cdot t_0$

102. 与增感速度**无关**的因素为(　　)

A. 荧光体的转换效率　　　B. 荧光体厚度　　　　　　C. 荧光体颗粒度

D. 吸收染色　　　　　　　E. 管电流量

103. 关于增感屏的使用方法中,**错误**的是(　　)

A. 防高温,防潮湿　　　　　　　　　　B. 防阳光曝晒

C. 防止水或药液溅入　　　　　　　　　D. 发现灰尘即用湿布清除

E. 片盒应直后放置,免重压变形

104. 使用增感屏后清晰度下降原因**不包括**(　　)

A. 荧光扩散效应　　　　　B. X 线的斜射效应　　　　C. 光晕现象

D. 屏-片紧密度　　　　　　E. 曝光条件减少

105. 下列哪项不是增感屏的结构(　　)

A. 基层　　　　　　　　　B. 明胶层　　　　　　　　C. 保护层

D. 反射层　　　　　　　　E. 防反射层

106. 增感屏结构中,吸收层的作用是(　　)

A. 提高发光效率　　　　　B. 提高清晰度　　　　　　C. 改善颗粒度

D. 控制量子斑点　　　　　E. 提高对比度

107. 关于 X 线的传递及影像形成过程,叙述**错误**的是(　　)

A. 人体信息分布于三维空间

B. X 线影像的表现形式为三维图像

C. 被照肢体为 X 线诊断信息源

D. X 线为传递被照体信息的载体

E. 被照体信息须经转换介质的转换才可观察

108. 光学密度值是指(　　)

    A. 透光率的值　　　　　　B. 阻光率的值　　　　　　C. 透光率的常用对数值

    D. 阻光率的常用对数值　　E. 透光率的倒数

109. 潜影的组成物质是(　　)

    A. 感光中心　　　　　　　B. 卤化银 AgX　　　　　　C. 银离子集团 nAg^+

    D. 银离子 Ag^+　　　　　　E. 银集团 nAg

110. 胶片感光乳剂层受光照射后发生的光化学反应是(　　)

    A. 全部的银原子变成了卤化银　　　　B. 一部分卤化银变成了银原子

    C. 一部分银原子变成了卤化银　　　　D. 一部分卤化银变成了银离子

    E. 卤化银和银原子数量无变化

111. 关于对苯二酚的说法,**错误**的是(　　)

    A. 显影液要求 pH 大于 9.0　　　　　B. 还原能力远强于米吐尔

    C. 受溴离子抑制作用大　　　　　　　D. 受温度变化影响较大

    E. 单独使用对比度偏高

112. 关于米吐尔的说法,**错误**的是(　　)

    A. 受溴离子影响较小　　B. 对 pH 要求不严格　　C. 易溶于水,难溶于乙醇

    D. 受温度影响小　　　　E. 单独使用影像反差极大

113. PQ 型和 MQ 型显影液中的 Q 指的是(　　)

    A. 米吐尔　　　　　　　B. 对苯二酚　　　　　　C. 邻苯二酚

    D. 菲尼酮　　　　　　　E. 对苯二胺

114. 关于化学显影的说法,**错误**的是(　　)

    A. 反应速度快　　　　　　　　　B. 能形成光密度影像

    C. 是一种氧化还原反应　　　　　D. 显影液提供电子

    E. 将未感光的卤化银还原成金属银

115. 关于定影的说法,正确的是(　　)

    A. 溶解未感光的卤化银　　B. 防止污染　　　　　　C. 防止灰雾

    D. 使乳剂膜膨胀　　　　　E. 形成影像密度

116. 下列属于定影剂的是(　　)

    A. Na_2SO_3　　　　　　　B. Na_2SO_4　　　　　　C. $Na_2S_2O_3$

    D. Na_2CO_3　　　　　　　E. Na_2S

117. 用作快速定影剂的物质是(　　)

    A. 硫代硫酸铵　　　　　　B. 硫代硫酸钠　　　　　C. 氢氧化钾

    D. 碳酸氢钠　　　　　　　E. 氢氧化钠

118. 下列导致图像灰雾过大的因素是(　　)

    A. 定影时间过长　　　　　B. 水洗时间过长　　　　C. 显影温度过高

    D. 胶片感度太低　　　　　E. 定影温度过高

119. 关于自动冲洗套药中显影液成分的正确组合为(　　)

    A. 显影剂——米吐尔　　　B. 保护剂——亚硫酸钠　　C. 促进剂——硫酸钠

    D. 抑制剂——溴化钾　　　E. 溶剂——水

120. 直接转换技术的 DR,应用的转换介质是( )
    A. 影像板　　　　　　　B. 增感屏　　　　　　　C. 碘化铯
    D. 非晶硒　　　　　　　E. 非晶硅

121. 计算机 X 线摄影的英文表述是( )
    A. Center X-ray　　　　　B. Control recognizer　　　C. Control reader
    D. Center radiation　　　E. Computed radiography

122. IP 是下列哪项的英文缩写( )
    A. 暗合　　　　　　　　B. 屏胶体系　　　　　　C. 成像板
    D. 激光胶片　　　　　　E. 增感屏

123. 目前 IP 的尺寸**不包括**( )
    A. 14 英寸×17 英寸　　　B. 14 英寸×14 英寸　　　C. 10 英寸×12 英寸
    D. 8 英寸×10 英寸　　　　E. 5 英寸×14 英寸

124. IP 分类中**不包括**的类型是( )
    A. 标准型　　　　　　　B. 高分辨力型　　　　　C. 能量减影型
    D. 多层体层型　　　　　E. 低分辨力型

125. 关于 IP 的论述,**错误**的是( )
    A. IP 是一种成像转换器件　　　　　　B. IP 不产生潜影
    C. IP 被激光照射后发出蓝色荧光　　　D. IP 被可见强光照射后潜影信息会消失
    E. IP 的型号不同对 X 线的敏感度也不同

126. 对 IP 使用的描述,**错误**的是( )
    A. IP 应装在暗盒内使用　　　　　　　B. IP 潜影消除后可重复使用
    C. IP 潜影未消除时可重复读取　　　　D. IP 只要不损伤可无限期使用
    E. IP 外观像似增感屏,使用时有正反之分

127. IP 第二次激发与第一次激发所呈现的关系是( )
    A. 线性关系　　　　　　B. 对数关系　　　　　　C. 反对数关系
    D. 曲线关系　　　　　　E. 抛物线关系

128. IP 经 X 线照射后所形成的信号为( )
    A. 数字信号　　　　　　B. 模拟信号　　　　　　C. 可见光
    D. 紫外线　　　　　　　E. 红外线

129. IP 经激光激发后输出的信号为( )
    A. 混合信号　　　　　　B. 模拟信号　　　　　　C. 数字信号
    D. 紫外线　　　　　　　E. γ 射线

130. CR 信息储存的介质是( )
    A. 胶片　　　　　　　　B. 软盘　　　　　　　　C. 硬盘
    D. 光盘　　　　　　　　E. 成像板

131. IP 中记录 X 线能量的物质是( )
    A. 荧光物质　　　　　　B. 感光物质　　　　　　C. 发光物质
    D. 辉尽性荧光物质　　　E. 卤化银

132. IP 经 X 线照射后形成潜影,其中铕离子的变化过程是( )
    A. 1+ →2+　　　　　　　B. 2+ →1+　　　　　　　C. 2+ →3+
    D. 3+ →2+　　　　　　　E. 2+ →4+

133. IP 在一次激发后的最佳读出时间**不能**大于(　　)
     A. 4 小时
     B. 6 小时
     C. 8 小时
     D. 12 小时
     E. 24 小时

134. IP 的潜影被激光扫描时,以何种光的形式释放出储存的能量(　　)
     A. 红外线
     B. X 线
     C. 紫外线
     D. γ 射线
     E. α 射线

135. IP 中能够记录 X 线的关键成分是(　　)
     A. 氟卤化钡
     B. 铕离子
     C. 保护层
     D. 支持层
     E. 被衬层

136. 激发 IP 潜影发光所用的光是(　　)
     A. 红外线
     B. 紫外线
     C. 激光
     D. 日光
     E. X 线

137. CR 摄影中 X 线量的变化引起的噪声是(　　)
     A. 光子噪声
     B. 量子噪声
     C. 固有噪声
     D. 结构噪声
     E. A/D 转换噪声

138. CR 影像的空间分辨力表示方法为(　　)
     A. LP/mm
     B. Pixel/cm
     C. LP
     D. Pixel
     E. cm

139. CR 图像在光盘的储存方式一般采用(　　)
     A. 放大
     B. 压缩
     C. 不做任何处理
     D. 储存模拟信息
     E. 以上四种都不是

140. CR 系统的调谐曲线处理技术是处理图像的(　　)
     A. 感光度
     B. 锐利度
     C. r 值
     D. 对比度
     E. 宽容度

141. CR 系统中空间频率处理技术是处理图像的(　　)
     A. 锐利度
     B. 宽容度
     C. 黑化度
     D. 对比度
     E. r 值

142. 乳腺摄影中所用的 IP 为(　　)
     A. 标准型
     B. 能量减影型
     C. 多层体层型
     D. 高分辨率型
     E. 低分辨率型

143. 下面哪一种尺寸的 IP 信息量最大(　　)
     A. 14 英寸×17 英寸
     B. 14 英寸×14 英寸
     C. 11 英寸×14 英寸
     D. 10 英寸×12 英寸
     E. 8 英寸×10 英寸

144. IP 在消除余影后(　　)
     A. 不能再次使用
     B. 需更换 IP
     C. 间歇一段时间后再用
     D. 专人专板
     E. 可再次使用

145. CR 系统与原有 X 线机匹配使用时(　　)
     A. 需要更换原有的 X 线机
     B. 需改造原有的 X 线机
     C. 摄影技术与原有的不同
     D. 不需做任何处理
     E. 需更换 X 线球管

146. CR 系统中旋转中心(GC)为谐调曲线的(　　)
     A. 最大密度
     B. 最小密度
     C. 任一密度

D. 中心密度   E. 随时设置密度

147. CR 系统的空间分辨力（　　）
    A. 不如 X 线胶片的空间分辨力高   B. 比 X 线胶片的高
    C. 与 X 线胶片相同   D. 没有可比性
    E. 不相关

148. CR 系统的宽容度比普通屏胶系统的（　　）
    A. 小   B. 相同   C. 大
    D. 不确定   E. 以上都不是

149. IP 影像读出后消除余影所用的能量是（　　）
    A. 紫外线   B. 红外线   C. X 线
    D. 强光   E. γ 射线

150. CR 系统所获得图像是（　　）
    A. 模拟图像   B. 数字图像   C. 三维图像
    D. 四维图像   E. 以上都不是

151. CR 系统影像处理过程 EDR（曝光数据识别器）是在第几象限（　　）
    A. 第一象限   B. 第二象限   C. 第三象限
    D. 第四象限   E. 第五象限

152. CR 系统中 PSL 的含义是（　　）
    A. 辉尽性荧光物质   B. 光激励发光   C. 光发光
    D. 发光体   E. 被照体

153. 在 CR 系统中 GT 的含义是（　　）
    A. 旋转量   B. 旋转中心   C. 移动量
    D. 频率增强   E. 谐调曲线类型

154. 在 CR 系统中固有噪声**不包括**（　　）
    A. IP 结构噪声   B. 胶片的结构噪声   C. 激光噪声
    D. X 线量子噪声   E. 模拟电路噪声

155. 在 CR 系统中 RE 是以下哪项的缩写（　　）
    A. 频率等级   B. 频率类型   C. 频率增强
    D. 旋转量   E. 旋转中心

156. 在 CR 系统中 GS 的含义是（　　）
    A. 旋转量   B. 谐调曲线移动量   C. 旋转中心
    D. 频率等级   E. 频率增强

157. DR 是以下哪项的缩写（　　）
    A. 数字摄影   B. 模拟摄影   C. 普通 X 线摄影
    D. 荧光摄影   E. 记波摄影

158. 数字摄影（DR）是下列哪两个英文单词的缩写（　　）
    A. data recognizer   B. dynamic range   C. digital radiography
    D. data reader   E. degree of radiation

159. DR 像素单元等效为几个电容串联电路（　　）
    A. 1   B. 2   C. 7
    D. 3   E. 5

160. 在 DR 平板探测器上哪一部分的电压降可忽略不计(　　)
    A. 信号存储电容　　　　　B. 介质层　　　　　　　　C. 方块电极层
    D. 电荷收集电容　　　　　E. 其他

161. DR 成像过程中使用的偏移电压(kV)是(　　)
    A. 1　　　　　　　　　　B. 3　　　　　　　　　　C. 5
    D. 6　　　　　　　　　　E. 12

162. DR 摄影过程中(　　)
    A. 经过 A/D 转换　　　　　　　　　　B. 不确定是否经过 A/D 转换
    C. 不经过 A/D 转换　　　　　　　　　D. 部分经过 A/D 转换
    E. 最后经过 A/D 转换

163. DR 系统的背景噪声(　　)
    A. 比 CR 的大　　　　　　B. 与 CR 的相同　　　　　C. 与普通屏胶系统相同
    D. 比屏胶系统大　　　　　E. 以上都不是

164. DR 系统所用射线剂量(　　)
    A. 比屏胶系统多　　　　　B. 比普通摄影剂量小　　　C. 与普通摄影剂量相同
    D. 不能确定　　　　　　　E. 以上都不是

165. DR 系统的分辨力与屏片系统比较(　　)
    A. 比屏片系统高　　　　　B. 不一定　　　　　　　　C. 两者相同
    D. 比屏片系统低　　　　　E. 无可比性

166. 数字摄影中不能直接进行图像重建的是(　　)
    A. DR　　　　　　　　　　B. MR　　　　　　　　　　C. DSA
    D. CT　　　　　　　　　　E. CR

167. 关于 CR 的象限理论的叙述,**错误**的是(　　)
    A. 一象限 IP 的固有特征
    B. 二象限,输入读出装置信号和输出的信号的关系
    C. 三象限影像处理装置
    D. 四象限影像记录装置,对使用的胶片特性曲线实施补偿
    E. 五象限影像传输装置

168. 关于数字 X 线成像方法的叙述,**错误**的是(　　)
    A. 胶片数字化仪不是数字化 X 线成像方式
    B. 计算放射摄影是数字化 X 线成像方式
    C. 非直接转换技术是数字化 X 线成像方式
    D. 直接转换技术是数字化 X 线成像方式
    E. 硒鼓技术用于直接放射成像技术

169. 关于 CR 成像优缺点的叙述,**错误**的是(　　)
    A. 空间分辨力比屏片系统高　　　　　　B. 可与原有的 X 线摄影设备匹配工作
    C. 具有后处理功能　　　　　　　　　　D. 时间分辨力较差
    E. 空间分辨力比屏片系统低

170. 关于 DR 系统优越性的叙述,**错误**的是(　　)
    A. 提高工作效率　　　　　B. 需较高的辐射剂量　　　C. 可消除丢失胶片问题
    D. 高的影像质量　　　　　E. 利于远程医疗

171. CR 与 DR 系统应用比较,相同点是(　　)
　　A. 成像方式　　　　　　　B. 操作方式　　　　　　　C. 床旁摄影
　　D. 应用于常规摄影　　　　E. 与常规 X 线设备匹配

172. 应用非晶硒和薄膜晶体管阵列技术制成的探测器是(　　)
　　A. 硒鼓检测器　　　　　　B. IP 成像转换器　　　　　C. 直接转换平板探测器
　　D. 间接转换平板探测器　　E. 多丝正比室检测器

173. 关于 CR 的特点,**错误**的是(　　)
　　A. 用途广,适应性强　　　　B. 动态范围大　　　　　　C. 密度分辨力高
　　D. 可进行血管造影　　　　　E. 数字图像

174. 关于 CR 的工作原理,**错误**的是(　　)
　　A. IP 由基层、荧光体层和保护层构成
　　B. 透过人体的 X 线光子以潜影形式储存在荧光层的晶体内
　　C. 在读出装置 IP 接受激光束扫描
　　D. 激光束激发出图像数据
　　E. 计算机处理该数字信号

二、B1 型题

B1 型题答题说明:以下提供若干组考题,每组考题共用考题前列出的 A、B、C、D、E 5 个备选答案。请从中选择 1 个与问题关系最密切的答案,某个备选答案可能被选择一次、多次或不被选择。

(1~3 题共用备选答案)
　　A. 起始部　　　　　　　　B. 直线部　　　　　　　　C. 肩部
　　D. 反转部　　　　　　　　E. 以上全部

1. X 线摄影力求应用的部分是(　　)
2. 感光不足部分是(　　)
3. 感光过度部分是(　　)

(4~6 题共用备选答案)
　　A. 穿透作用　　　　　　　B. 荧光作用　　　　　　　C. 电离作用
　　D. 感光作用　　　　　　　E. 脱水作用

4. X 线透视与摄影的基础(　　)
5. X 线透视利用(　　)
6. 放射治疗基础(　　)

(7~8 题共用备选答案)
　　A. 吸收散射线　　　　　　B. 吸收漏射线　　　　　　C. 减少散射线
　　D. 抑制散射线产生　　　　E. 吸收原发射线

7. 限束器(　　)
8. 滤线栅(　　)

(9~11 题共用备选答案)
　　A. 25~40kV　　　　　　　B. 40~100kV　　　　　　　C. 100~110kV
　　D. 120~150kV　　　　　　E. 200kV 以上

9. 普通摄影术(　　)
10. 高 kV 摄影术(　　)

11. 软组织摄影(　　)

(12~16题共用备选答案)

A. $D = \lg I_0 / I$　　　　　　B. $K = D_1 - D_2$　　　　　　C. $K = r \cdot \lg Kx$

D. $S = H / K$　　　　　　　E. $R = 1 / 2d$

12. 光学对比度的计算式是(　　)

13. 光学密度的表示式是(　　)

14. 光学对比度与X线对比度的关系式是(　　)

15. 光学密度与光学对比度的关系式是(　　)

16. 光学对比度与图像清晰度关系是(　　)

(17~22题共用备选答案)

A. $C_6H_4(OH)_2$　　　　　B. Na_2SO_3　　　　　C. $Na_2S_2O_4$

D. Na_2CO_3　　　　　　　E. KBr

17. 常用的显影剂是(　　)

18. 显影液的保护剂是(　　)

19. 显影液中的防灰剂是(　　)

20. 常用定影剂是(　　)

21. 促进剂是(　　)

22. 定影液的保护剂是(　　)

(23~26题共用备选答案)

A. 屏-片组合　　　　　　B. IP　　　　　　C. FPD

D. LCD　　　　　　　　E. MWPC

23. 模拟X线成像使用(　　)

24. DR使用(　　)

25. 低剂量X线设备使用(　　)

26. CR使用(　　)

(27~30题共用备选答案)

A. 直接转换　　　　　　B. 间接转换　　　　　　C. 光电转换

D. 闪烁晶体　　　　　　E. 电光转换

27. a-Se FPD(　　)

28. CCD(　　)

29. CsI(　　)

30. a-Si FPD(　　)

(31~34题共用备选答案)

A. 影像采集　　　　　　B. 影像读取　　　　　　C. 影像再现

D. 影像处理　　　　　　E. 谐调处理

31. 第一象限(　　)

32. 第二象限(　　)

33. 第三象限(　　)

34. 第四象限(　　)

(35~38 题共用备选答案)

    A. CR   B. DR   C. DSA

    D. MWPC   E. X-TV

35. 计算机 X 线成像(　　)

36. 数字减影血管造影(　　)

37. X-线电视(　　)

38. 数字 X 线成像(　　)

    (39~42 题共用备选答案)

    A. GA   B. GC   C. GS

    D. RN   E. RE

39. 改变影像的对比度(　　)

40. 最清晰的显示 ROI(　　)

41. 获取最优密度(　　)

42. 对空间频率分级(　　)

    (43~46 题共用备选答案)

    A. 像素位数   B. FOV 大小   C. 采集矩阵

    D. 显示矩阵   E. 窗口

43. 图像的灰阶数(　　)

44. 扫描范围(　　)

45. 图像大小(　　)

46. 显示范围(　　)

    (47~50 题共用备选答案)

    A. 更换掩模   B. 图像位移   C. 空间滤过

    D. 时间滤过   E. 积分掩模

47. 减影期间被检者发生移动(　　)

48. 消除运动伪影(　　)

49. 提取时间依赖性结构(　　)

50. 增强或减弱特殊空间频率成分(　　)

三、多项选择题

多项选择题答题说明:每一道考试题下面有 A、B、C、D、E 5 个备选答案。请从中选择至少 1 个答案,多选或少选均不得分。

1. 评价 X 线管焦点成像性能的主要参数有(　　)

    A. 焦点的大小   B. 焦点的极限分辨力   C. 曝光条件

    D. 焦点的增涨值   E. 焦点的调制传递函数

2. 缩小半影模糊可以采取的措施(　　)

    A. 使用小焦点   B. 缩小肢-片距   C. 缩小照射野

    D. 增大焦-肢距   E. 增大焦-片距

3. 对 X 线质的正确叙述是(　　)

    A. 与 X 线质与光子能量和光子数目有关   B. X 线质反映了 X 线穿透物质本领的大小

C. X 线波长越短,线质越硬
D. X 线频率越高,穿透力越强

E. 用管电压数值可以表示 X 线的质

4. 减小几何学模糊的有效措施是(　　　)

A. 缩小照射野
B. 选用小焦点
C. 增大焦片距

D. 增大肢片距
E. 使用低 mA

5. 对增感率大小有影响的是(　　　)

A. 荧光转换效率
B. 管电流量大小
C. 增感屏反射层

D. 荧光体的颗粒
E. 荧光体的厚度

6. X 线胶片的保管应(　　　)

A. 高温、干燥下存放
B. 避免放射线照射

C. 防受压
D. 防有害气体

E. 在有效期内使用,距有效期越近感光度越好

7. 普通 X 线胶片是一种(　　　)

A. 盲色片
B. 全色片
C. 正色片

D. 彩色片
E. 感蓝片

8. X 线胶片的结构主要包括(　　　)

A. 乳剂膜
B. 保护膜
C. 结合膜

D. 片基
E. 荧光体

9. 胶片特性曲线可以反映(　　　)

A. 感光度
B. 基础灰雾度
C. 反差系数

D. 宽容度
E. 最大密度

10. 胶片特性曲线**不能**直接反映(　　　)

A. 反差系数
B. 宽容度
C. 感色性

D. 分辨率
E. 本底灰雾

11. 下述哪些屏须与蓝敏片匹配使用(　　　)

A. 硫氧化钇
B. 硫氧化钆
C. 硫氧化镧

D. 溴氧化镧
E. 氟氯化钡

12. 使用增感屏导致影像清晰度降低的原因是(　　　)

A. 荧光体的光扩散
B. 屏片接触紧密度差
C. X 线的斜射效应

D. 荧光体颗粒度大小不均
E. 荧光体与胶片间距不等

13. 适用于透视检查的病变是(　　　)

A. 软组织内的金属异物
B. 肠梗阻气液平
C. 膈下游离气体

D. 头颅骨骨折
E. 肾功能衰竭

14. 关于透过人体后射线的描述,叙述正确的是(　　　)

A. 是减弱后的射线
B. 具有 X 线对比度

C. 具有肢体对 X 线吸收后的差异
D. 具有肢体的信息

E. 是肉眼观察不到的影像信息

15. 下列叙述正确的(　　　)

A. 焦点的大小是影响影像清晰度的主要原因之一

B. 焦点是一个微小的点,不具备几何学面积

C. X 线影像显示的只是物体的本影

D. 焦点的优劣直接影响成像质量

E. 为了提高影像质量,日常工作中只使用小焦点投照

16. 减少半影模糊的措施( )

A. 使用小焦点 B. 缩小肢-片距 C. 加大焦-肢距

D. 使用高速增感屏 E. 使用小照射条件

17. 直接影响光学对比度的因素有( )

A. 胶片 r 值 B. X 线质 C. 散射线

D. X 线量 E. 被照体本身

18. 使用滤线栅的注意事项包括( )

A. 使用聚集式滤线栅时不可倒置

B. X 线中心线垂直于栅中心

C. 倾斜中心线摄影时倾斜的方向与栅排列方向垂直

D. 摄影距离在栅焦距的允许范围内

E. 相应增加摄影 kV 值或 mAS

19. 减少运动模糊,应( )

A. 固定肢体 B. 选择运动小的时机曝光 C. 缩短曝光时间

D. 选择低 kV、高 mA 条件 E. 使肢体尽量贴近胶片

20. 下列哪些是数字成像方法( )

A. DR B. CR C. CT

D. X-TV E. 以上都是

21. 如果两个数字成像设备诊断某疾病的 ROC 曲线面积相同,则( )

A. 这两种设备性能一定相同 B. 两种设备的总性能相同

C. 对该病的诊断能力相同 D. 两条 ROC 曲线的部分面积相同

E. 以上都是

22. 下述哪些是影响数字成像系统噪声的因素( )

A. X 线量子波动 B. 探测器因素 C. 电子电路

D. 被照体结构 E. 胶片的结构

23. 下述哪些是描述数字成像系统噪声特性的( )

A. RMS B. WS C. OTF D. ACF E. NEQ

24. 关于 CR 的说法正确的是( )

A. 是利用 PSL 现象 B. IP 的潜影不会消退 C. 依靠 F 心形成潜影

D. 对天然辐射不敏感 E. 时间分辨力高

25. 关于 DR 的说法,正确的是( )

A. 可分为直接转换、间接转换 B. 可达到动态成像 C. 没有光电转换

D. 不使用荧光物质 E. 以上都对

26. 下列说法正确的是( )

A. 图像矩阵越大,质量越好

B. FOV 越大,分辨力越高

C. 像素位数越多,图像灰阶越多

D. FOV 一定,成像矩阵越大,空间分辨力越高

E. 以上都对

27. 关于 DSA 的说法,正确的是(   )

A. 基于图像相减

B. 有时间减影、能量减影、混合减影

C. 有电影方式、序列方式、路径图方式

D. 通常分辨力高

E. 不受对比剂浓度影响

【答案】

一、单项选择题

1. B	2. D	3. A	4. D	5. B	6. A	7. B	8. A	9. B	10. D
11. D	12. C	13. C	14. D	15. B	16. B	17. C	18. C	19. B	20. C
21. C	22. A	23. D	24. C	25. A	26. B	27. C	28. B	29. C	30. A
31. C	32. D	33. D	34. A	35. C	36. B	37. C	38. C	39. B	40. C
41. D	42. C	43. A	44. D	45. B	46. D	47. C	48. C	49. D	50. E
51. D	52. C	53. C	54. B	55. C	56. B	57. B	58. C	59. C	60. B
61. C	62. A	63. E	64. C	65. C	66. C	67. B	68. D	69. C	70. E
71. E	72. A	73. D	74. C	75. D	76. E	77. E	78. C	79. B	80. A
81. D	82. D	83. C	84. C	85. C	86. B	87. B	88. E	89. C	90. D
91. D	92. E	93. B	94. E	95. A	96. B	97. C	98. C	99. A	100. B
101. D	102. E	103. D	104. C	105. B	106. B	107. B	108. C	109. E	110. B
111. B	112. E	113. B	114. E	115. A	116. C	117. A	118. C	119. B	120. D
121. E	122. C	123. E	124. C	125. B	126. C	127. A	128. C	129. B	130. E
131. D	132. C	133. C	134. C	135. B	136. C	137. B	138. A	139. B	140. D
141. A	142. D	143. C	144. C	145. D	146. D	147. C	148. C	149. D	150. C
151. B	152. B	153. C	154. C	155. C	156. C	157. A	158. C	159. C	160. A
161. D	162. A	163. C	164. C	165. D	166. E	167. E	168. E	169. A	170. B
171. D	172. C	173. D	174. D						

二、B1 型题

1. B	2. A	3. C	4. A	5. B	6. C	7. D	8. A	9. B	10. D
11. A	12. B	13. A	14. C	15. B	16. D	17. A	18. B	19. E	20. C
21. D	22. B	23. A	24. C	25. E	26. B	27. A	28. C	29. D	30. B
31. A	32. B	33. C	34. B	35. A	36. C	37. E	38. B	39. A	40. B
41. C	42. D	43. A	44. B	45. C	46. E	47. A	48. B	49. D	50. C

三、多项选择题

1. ABDE	2. ABDE	3. ABCDE	4. BC	5. ACDE	6. BCD	7. AE
8. ABCD	9. ABCDE	10. CD	11. ADE	12. ABCDE	13. ABC	14. ABCDE
15. AD	16. ABC	17. ABCDE	18. ABDE	19. ABCE	20. ABC	21. BC
22. ABC	23. BCE	24. AC	25. AB	26. CD	27. ABC	

第三章 X线摄影检查的基本操作

一、单项选择题

单项选择题(A1 型题)答题说明:每一道考试题下面有 A、B、C、D、E 5 个备选答案。请从中选择 1 个最佳答案,并填在( )中。

1. 接诊的工作程序包括( )
   A. 接诊
   B. 划价
   C. 分诊、预约
   D. 登记
   E. 以上均是

2. 接诊工作需要的服务态度是( )
   A. 态度认真
   B. 亲切
   C. 和蔼
   D. 真挚
   E. 以上均是

3. 接诊工作需要的工作用具是( )
   A. 申请单
   B. 收费单
   C. 划价笔
   D. 电脑
   E. 以上均是

4. 登记内容**不包括**( )
   A. X 线检查 ID 号
   B. 被检者姓名、性别、年龄
   C. 家属姓名
   D. 检查部位、操作者姓名
   E. 申请医师姓名

5. 胸骨剑突末端平( )
   A. 第 9 胸椎
   B. 第 10 胸椎
   C. 第 11 胸椎
   D. 第 12 胸椎
   E. 第 1 腰椎

6. 甲状软骨平( )
   A. 第 2 颈椎
   B. 第 3 颈椎
   C. 第 4 颈椎
   D. 第 5 颈椎
   E. 第 6 颈椎

7. 男性双乳头连线中点平( )
   A. 第 2 胸椎
   B. 第 3 胸椎
   C. 第 4 胸椎
   D. 第 5 胸椎
   E. 第 6 胸椎

8. 第 3 腰椎在体表对应( )
   A. 脐上 3cm
   B. 脐下 3cm
   C. 脐
   D. 髂前上棘连线中点
   E. 髂前下棘连线中点

9. 与解剖学水平面平行的线是( )
   A. 听眦线
   B. 听眶线
   C. 听鼻线
   D. 听眉线
   E. 听口线

10. 铅字法标记主要用于( )
    A. CR
    B. DR
    C. CT
    D. MRI
    E. 屏-片

11. 肩胛骨下角平( )
    A. 第 7 胸椎
    B. 第 8 胸椎
    C. 第 9 胸椎
    D. 第 5 胸椎
    E. 第 6 胸椎

12. 身体冠状面与 IR 呈小于 90°角称为( )
    A. 切线位
    B. 轴位
    C. 前弓位

D. 侧位   E. 斜位

13. 剑突末端与肚脐连线平( )

 A. 第 11 胸椎   B. 第 12 胸椎   C. 第 1 腰椎

 D. 第 2 腰椎   E. 第 3 腰椎

14. 胸骨颈静脉切迹平( )

 A. 第 6、7 颈椎间   B. 第 1、2 胸椎间   C. 第 2、3 胸椎间

 D. 第 3、4 胸椎间   E. 第 4、5 胸椎间

15. 与感光效应呈平方反比关系的因素是( )

 A. 管电流量   B. 摄影距离   C. 管电压值

 D. 胶片感度   E. 增感率

16. 关于感光效应与管电压的关系,叙述正确的是( )

 A. 感光效应与 kV 成正比   B. 感光效应与 kV 成反比   C. 感光效应与 kV^2 成正比

 D. 感光效应与 kV^2 成反比   E. 感光效应与 kV^n 成正比

17. 影响 X 线质的决定因素为( )

 A. 管电流的大小   B. 曝光时间的长短   C. 管电压的高低

 D. 摄影距离的远近   E. 照射野的大小

18. 关于自动曝光控制(AEC)的解释,**错误**的是( )

 A. 根据被检体厚薄,预先确定曝光量

 B. 有电离室式探测器

 C. AEC 的管电压特性与所用屏片体系的管电压特性有关

 D. 有半导体式探测器

 E. 探测器的采光野位置应根据摄影部位选择

19. 滤线栅的作用是( )

 A. 滤除软 X 线   B. 滤除散射线   C. 限制照射野

 D. 滤除强度过大的射线   E. 提高 X 线的穿透力

20. 关于滤线栅使用注意事项的叙述,**错误**的是( )

 A. 将滤线栅置于焦点和被检体之间

 B. 焦点到滤线栅的距离与栅焦距相等

 C. X 线中心线对准滤线栅的中心

 D. 原射线投射方向与滤线栅铅条排列间隙平行

 E. 原发 X 线与滤线栅铅条平行

21. 滤线栅使用原则中,被检体厚度应超过( )

 A. 5cm   B. 8cm   C. 10cm

 D. 12cm   E. 15cm

22. 使用滤线栅时,X 线管管电压须超过( )

 A. 50kV   B. 55kV   C. 60kV

 D. 65kV   E. 70kV

23. 直接吸收散射线的设备是( )

 A. 铅板   B. 滤过板   C. 增感屏

 D. 限束器   E. 滤线栅

24. 关于滤线栅栅比的叙述,**错误**的是(   )
    A. 是栅条高度与栅条间隔之比
    B. 是滤线栅的几何特性之一
    C. 栅比越大消除散射线的作用越好
    D. 栅比也称曝光倍数
    E. 高电压摄影应使用大栅比滤线栅

25. 滤线栅的特性**不包括**(   )
    A. 栅焦距
    B. 栅密度
    C. 栅比
    D. 栅面积
    E. 曝光倍数

26. 滤线栅的栅焦距是(   )
    A. 间隔物质的倾斜度数
    B. 从栅面到铅条倾斜会聚点的距离
    C. 每厘米长度内所含铅条数
    D. X线管焦点到栅面选择的距离
    E. 用线/厘米表示

27. 关于滤线栅使用的叙述,**错误**的是(   )
    A. 用高栅比栅,受检者接受的辐射线大
    B. 管电压较低的情况下不宜选用高栅比栅
    C. TUBE SIDE 朝向 X 线管
    D. 聚焦栅不能反置
    E. 使用交叉栅时不可倾斜 X 线管摄影

28. 常用的滤线栅结构中铅条的排列方式为(   )
    A. 聚焦
    B. 格栅
    C. 垂直
    D. 平行
    E. 以上皆可

29. 下列可作为滤线栅填充物的是(   )
    A. 铁
    B. 铜
    C. 钼
    D. 铝
    E. 银

30. 一般摄影选用滤线栅的栅比在(   )之间
    A. 5~6
    B. 5~7
    C. 6~8
    D. 10~12
    E. 16~32

31. 下列哪项措施**不能**减少医患人员的 X 线量(   )
    A. 隔室操作
    B. 使用增感屏
    C. 使用滤线栅
    D. 使用限束器
    E. 穿戴个人防护服

32. 下列辐射防护物质中,最常用的防护物是(   )
    A. 建筑材料
    B. 铅
    C. 铁
    D. 铜
    E. 铝

33. 热释光剂量计用于(   )
    A. 工作场所辐射监测
    B. 个人剂量监测
    C. 内照射监测
    D. 外照射监测
    E. A 和 B

34. 根据临床应用范围不同,影像工作站提供的相对专业的图像处理属于(   )
    A. 直接处理
    B. 脱机处理
    C. 技术研究
    D. 基本处理
    E. 增强处理

35. 医学图像的测量内容**不包括**(   )
    A. 像素空间位置
    B. 像素密度值
    C. 像素平均值
    D. 组织器官的影像长度
    E. 组织器官的影像面积

36. 根据不同检查部位默认显示参数自动修订原始图像,输出灰度分布与给定模型一致的影像结果,该处理技术是(　　)
   A. 平滑降噪　　　　　　B. 图像锐化　　　　　　C. 均衡化处理
   D. 规定化处理　　　　　E. 亮度调整

37. 以削弱图像中噪声、突出组织器官的整体结构为目的,该处理方式为(　　)
   A. 图像缩放操作　　　　B. 图像反相操作　　　　C. 图像裁剪操作
   D. 图像锐化操作　　　　E. 图像平滑降噪

38. 较之于平滑降噪操作,图像锐化存在的主要不足是(　　)
   A. 图像噪声减小　　　　B. 图像噪声增大　　　　C. 图像轮廓明显
   D. 图像轮廓模糊　　　　E. 图像对比度增大

39. 与湿式激光胶片相比,干式激光胶片的特点**不包括**(　　)
   A. 分辨率高　　　　　　B. 感光度低　　　　　　C. 加工过程能耗低
   D. 影像稳定　　　　　　E. 含银量低

40. 下列关于热敏成像技术描述,**错误**的是(　　)
   A. 通过热敏头直接实现影像还原　　　　B. 分为直接热敏成像和染色升华热敏成像
   C. 以高温阵列式打印取代激光发射器　　D. 不需要暗室安装胶片
   E. 成像过程产生废水、废气

二、多项选择题

多项选择题答题说明:每一道考试题下面有 A、B、C、D、E 5 个备选答案。请从中选择至少 1 个答案,多选或少选均不得分。

1. 辐射防护应遵循的三个基本原则是(　　)
   A. 辐射实践的正当化　　　　　　　　B. 辐射防护的最优化
   C. 个人剂量限制　　　　　　　　　　D. 固有防护为主,个人防护为辅
   E. 以上都应予以同时考虑

2. 关于感光效应的解释,正确的是(　　)
   A. 是 X 线对胶片产生的感光作用
   B. 图像密度是胶片对感光效应的记录
   C. 图像密度始终与感光效应成正比
   D. 影响感光效应的因素并非都是影响图像密度的因素
   E. 感光效应公式为:$E = K \times kV^n Itsf / dz\rho r^2$

3. 干式激光打印机的基本结构包括(　　)
   A. 胶片传送系统　　　　B. 激光扫描系统　　　　C. 加热鼓显影系统
   D. 控制系统　　　　　　E. 高温阵列系统

4. 医用图像喷墨打印的常用介质包括(　　)
   A. 普通打印纸　　　　　B. 普通相纸　　　　　　C. 普通胶片
   D. 彩喷胶片　　　　　　E. 彩喷图像相纸

【答案】

一、单项选择题

1. E　　2. E　　3. E　　4. C　　5. C　　6. D　　7. E　　8. A　　9. B　　10. E
11. A　　12. E　　13. C　　14. C　　15. B　　16. E　　17. C　　18. D　　19. B　　20. A

21. E　　22. C　　23. E　　24. D　　25. D　　26. B　　27. A　　28. A　　29. D　　30. C

31. C　　32. B　　33. B　　34. B　　35. A　　36. D　　37. E　　38. B　　39. B　　40. E

　　二、多项选择题

1. ABC　　2. ABC　　3. ABCD　　4. DE

第四章　各部位 X 线摄影检查技术

第一节　四肢摄影检查

上肢摄影

一、单项选择题

单项选择题(A1 型题)答题说明:每一道考试题下面有 A、B、C、D、E 5 个备选答案。请从中选择 1 个最佳答案,并填在(　　)中。

1. 手正位摄影**不能**检查(　　)

　　A. 手骨形态　　　　　　　　B. 骨盐含量　　　　　　　　C. 软组织病变

　　D. 手关节　　　　　　　　　E. 异物检查

2. 手的常规摄影位置为(　　)

　　A. 前后位　　　　　　　　　B. 轴位　　　　　　　　　　C. 前后斜位

　　D. 后前位及侧位　　　　　　E. 后前位及斜位

3. 单手后前位摄影时,中心线应垂直对准(　　)

　　A. 第二掌骨头　　　　　　　B. 第二掌骨基底部　　　　　C. 第三掌骨头

　　D. 第三掌骨基底部　　　　　E. 第四掌骨头

4. 手后前位摄影时,下列描述**错误**的是(　　)

　　A. 第二掌骨头远端置于照射野中心　　　B. 手掌向下平放于 IR

　　C. 手矢状面与 IR 边缘平行　　　　　　D. 焦-片距为 75cm

　　E. 选用小 mA,长 S,平静呼吸不屏气曝光

5. 掌骨骨折的常规摄影体位是(　　)

　　A. 正位及侧位　　　　　　　B. 正位及斜位　　　　　　　C. 侧位及斜位

　　D. 轴位及侧位　　　　　　　E. 斜位及轴位

6. 关于手后前位摄影标准影像显示的表述,**错误**的是(　　)

　　A. 拇指诸骨呈正位像显示　　　　　　　B. 第二掌、指骨诸骨呈正位像显示

　　C. 第三掌、指骨诸骨呈正位像显示　　　D. 第四掌、指骨诸骨呈正位像显示

　　E. 第五掌、指骨诸骨呈正位像显示

7. 右手侧位主要用于检查下列哪项病变(　　)

　　A. 指骨骨髓炎　　　　　　　B. 指骨结核　　　　　　　　C. 指骨线性骨折

　　D. 手部异物　　　　　　　　E. 手部炎症

8. 关于手前后斜位的叙述,**错误**的是(　　)

　　A. 用于观察第一掌骨　　　　　　　　　B. 用于观察第二掌骨

　　C. 用于观察第三掌骨　　　　　　　　　D. 用于观察第四、五掌骨

　　E. 中心线对准第三手掌骨头远端垂直 IR 射入

9. 腕关节摄影检查的常规体位是( )
    A. 正位及轴位   B. 正位及侧位   C. 正位及斜位
    D. 侧位及斜位   E. 轴位及斜位

10. 腕关节后前位中心线应垂直对准( )
    A. 尺桡骨茎突连线中点上方 1cm   B. 尺桡骨茎突连线中点下方 1cm
    C. 尺桡骨茎突连线中点   D. 桡骨茎突
    E. 尺骨茎突

11. 关于腕关节正位摄影,**错误**的是( )
    A. 多用于外伤检查   B. 可用于观察小儿发育情况   C. 手呈半握拳状掌面向下
    D. 中心线对准第三掌骨近端   E. 桡腕关节面清晰

12. 腕关节尺偏位主要显示下列哪个部位( )
    A. 舟状骨   B. 月骨   C. 腕豆骨
    D. 三角骨   E. 头状骨

13. 下列摄影位置中显示舟状骨的最佳位置是( )
    A. 腕关节前后位   B. 腕关节后前位   C. 腕关节轴位
    D. 腕关节尺偏位   E. 腕关节侧位

14. 下列哪项摄影位置中,铅字排应当正放的是( )
    A. 手后前位   B. 手侧位   C. 手掌前后斜位
    D. 腕关节后前位   E. 腕关节侧位

15. 类风湿关节炎正确的摄影体位是( )
    A. 双手正位   B. 单侧腕关节正位
    C. 双侧腕关节正位   D. 双手正位,包括腕关节
    E. 双手正侧位,腕关节正侧位

16. 关于前臂前后位摄影的说法,**错误**的是( )
    A. 常与侧位摄于同一胶片上   B. IR 上端应包括肘关节   C. IR 下端应包括指骨
    D. 中心线对前臂中点   E. 中心线垂直射入

17. 前臂正位摄影的要点**不包括**( )
    A. 被检者应侧坐于摄影床旁   B. 前臂背侧在下置 IR 上   C. 前臂中点置照射野中心
    D. 先深吸气后屏气曝光   E. 中心线对准前臂中点

18. 关于前臂侧位摄影,**错误**的是( )
    A. 尺侧靠近 IR   B. 桡侧靠近 IR   C. 肘部屈曲约 90°
    D. 肩部尽量放低   E. 掌面垂直 IR

19. 肘关节前后位摄影时,描述**错误**的是( )
    A. 肱骨内、外上髁连线中点置于照射野中心   B. 肘关节伸直矢状面与 IR 边缘平行
    C. 手掌向下,肘关节平放于 IR   D. 摄影距离为 75cm
    E. 平静呼吸不屏气曝光

20. 肘关节前后位摄影放置铅字标记时,**错误**的是( )
    A. 铅字排反放   B. 铅字排正放
    C. 铅字内容应当包括日期   D. 铅字内容应当包括左右方向
    E. 铅字内容应当有 X 线片号

21. 关于肘关节侧位摄影的叙述,**错误**的是( )
    A. 尺侧靠近探测器   B. 上臂外展伸直   C. 肩部向下与肘平
    D. 内上髁置照射野中心   E. 肱尺关节间隙清晰显示

22. 肘关节侧位被检者屈曲的角度为(　　)
    A. 135°　　　　　　　　　　B. 90°　　　　　　　　　　C. 120°
    D. 65°　　　　　　　　　　E. 45°

23. 观察鹰嘴最好选择下列哪个位置(　　)
    A. 肱骨前后位　　　　　　　B. 肘关节前后位　　　　　　C. 肘关节轴位
    D. 前臂前后位　　　　　　　E. 前臂侧位

24. 关于上臂前后位摄影的说法,**错误**的是(　　)
    A. 用于观察肱骨结构等　　　　　　　　B. 可用于观察上臂软组织病变
    C. 可取卧位或站立位　　　　　　　　　D. 中心线对准肱骨外科颈
    E. 应包括肩关节及肘关节

25. 关于上臂摄影距选择,正确的是(　　)
    A. 150cm　　　　　　　　　B. 100cm　　　　　　　　　C. 200cm
    D. 180cm　　　　　　　　　E. 75cm

26. 肩关节的常规摄影体位是(　　)
    A. 前后位　　　　　　　　　B. 后前位　　　　　　　　　C. 侧位
    D. 斜位　　　　　　　　　　E. 轴位

27. 肩关节前后位摄影,中心线应垂直对准(　　)
    A. 肱骨头　　　　　　　　　B. 喙突　　　　　　　　　　C. 喙突下2cm
    D. 喙突下5cm　　　　　　　E. 肩锁关节

28. 下列哪项**不是**肩关节前后位影像的标准显示结构(　　)
    A. 肱骨近端　　　　　　　　B. 肱骨滑车　　　　　　　　C. 肩关节盂
    D. 肩关节间隙　　　　　　　E. 肱骨大结节

29. 被检者前臂伸直,手掌向上,尺骨鹰嘴置于IR中心,肘部背侧紧靠IR,肩部尽量放低,尽量与肘关节相平,中心线对准肱骨内、外上髁连线中点与IR垂直。此位置主要检查(　　)
    A. 肱骨远端病变　　　　　　B. 尺骨近端病变　　　　　　C. 桡骨近端病变
    D. 肘关节病变　　　　　　　E. 肩胛骨病变

30. 肩关节前后位摄影时,IR上缘应当超出肩部软组织的距离是(　　)
    A. 2cm　　　　　　　　　　B. 2~3cm　　　　　　　　　C. 3cm
    D. 4cm　　　　　　　　　　E. 5cm

31. 肩胛骨摄影时呼吸方式正确的是(　　)
    A. 平静呼吸不屏气　　　　　B. 平静呼吸中屏气　　　　　C. 深吸气后屏气
    D. 深呼气后屏气　　　　　　E. 均匀连续浅呼吸

32. 肩胛骨摄影时中心线应垂直对准(　　)
    A. 肩胛骨喙突　　　　　　　B. 肩峰　　　　　　　　　　C. 肩关节
    D. 肩锁关节端　　　　　　　E. 肩胛骨喙突下方4~5cm

33. 关于锁骨后前位摄影,**错误**的是(　　)
    A. IR竖用　　　　　　　　　B. 取俯卧位摄影　　　　　　C. 头向对侧转并上臂内旋
    D. 尽量使锁骨靠近IR　　　　E. 中心线对准锁骨中点

34. 上肢长骨常规体位选择为(　　)
    A. 正位及侧位　　　　　　　B. 正位及斜位　　　　　　　C. 正位及切线位
    D. 侧位及切线位　　　　　　E. 斜位及切线位

二、B1 型题
B1 型题答题说明:以下提供若干组考题,每组考题共用考题前列出的 A、B、C、D、E 5 个备选答案。请从中选择 1 个与问题关系最密切的答案,某个备选答案可能被选择一次、多次或不被选择。

(1~5 题共用备选答案)

A. 肱骨外上髁   B. 尺、桡骨茎突连线中点   C. 第三掌骨头远端

D. 肩胛骨喙突   E. 肩胛骨喙突下 4~5cm

1. 手后前位摄影中心线应当对准(　　)

2. 肩关节前后位摄影中心线应当对准(　　)

3. 肘关节侧位摄影中心线应当对准(　　)

4. 腕关节后前位摄影中心线应当对准(　　)

5. 肩胛骨前后位摄影中心线应当对准(　　)

(6~10 题共用备选答案)

A. 正位   B. 侧位   C. 斜位

D. 正、侧位   E. 正、斜位

6. 手常规摄影位置是(　　)

7. 腕关节常规摄影位置是(　　)

8. 肘关节常规摄影位置是(　　)

9. 肩关节常规摄影位置是(　　)

10. 肩胛骨常规摄影位置是(　　)

三、多项选择题

多项选择题答题说明:每一道考试题下面有 A、B、C、D、E 5 个备选答案。请从中选择至少 1 个答案,多选或少选均不得分。

1. 多指畸形,可用下列哪些位置(　　)

A. 手正位   B. 足正位   C. 手侧位

D. 足侧位   E. 手斜位

2. 关于手后前位摄影标准影像显示的表述,正确的是(　　)

A. 拇指诸骨呈正位像显示   B. 第二掌、指骨诸骨呈正位像显示

C. 第三掌、指骨诸骨呈正位像显示   D. 第四掌、指骨诸骨呈正位像显示

E. 第五掌、指骨诸骨呈正位像显示

3. 手后前斜位主要显示下列哪个部位(　　)

A. 第一掌骨   B. 第二掌骨   C. 第三掌骨

D. 第四掌骨   E. 第五掌骨

4. 关于腕关节后前位中心线射入点,错误的是(　　)

A. 尺桡骨茎突连线中点上方 1cm   B. 尺桡骨茎突连线中点下方 1cm

C. 尺桡骨茎突连线中点   D. 桡骨茎突

E. 尺骨茎突

5. 关于腕关节正位摄影描述,正确的是(　　)

A. 多用于外伤检查   B. 可用于观察小儿发育情况   C. 手成半握拳状掌面向下

D. 中心线对准第三掌骨近端   E. 桡腕关节面清晰

6. 关于前臂前后位摄影描述,正确的是(　　)

A. 常与侧位摄于同一胶片上   B. 探测器上端应包括肘关节   C. 探测器下端应包括指骨

D. 中心线对前臂中点   E. 中心线垂直射入

7. 关于前臂侧位摄影描述,正确的是(　　)

A. 尺侧靠近探测器   B. 桡侧靠近探测器   C. 肘部屈曲约 90°

D. 肩部尽量放低   E. 掌面垂直 IR

8. 肘关节前后位摄影描述,正确的是(　　)
　　A. 肱骨内、外上髁连线中点置于 IR 中心　　B. 肘关节伸直矢状面与 IR 边缘平行
　　C. 手掌向下,肘关节平放于 IR　　D. 摄影距离为 75cm
　　E. 平静呼吸不屏气曝光

9. 关于肘关节侧位摄影描述,正确的是(　　)
　　A. 尺侧紧贴 IR　　B. 上臂外展伸直　　C. 肩部向下与肘平
　　D. 内上髁置照射野中心　　E. 肱尺关节间隙清晰显示

10. 肘关节侧位摄影放置铅字标记时,正确的是(　　)
　　A. 铅字排反放　　B. 铅字排正放
　　C. 铅字内容应当包括日期　　D. 铅字内容应当包括左右方向
　　E. 铅字内容应当有 X 线片号

11. 观察鹰嘴时,下列位置**不合适**的是(　　)
　　A. 肱骨前后位　　B. 肘关节前后位　　C. 肘关节轴位
　　D. 肘关节侧位　　E. 肱骨侧位

12. 关于上臂前后位摄影描述,正确的是(　　)
　　A. 用于观察肱骨结构等　　B. 可用于观察上臂软组织病变
　　C. 可取卧位或站立位　　D. 中心线对准肱骨外科颈
　　E. 应包括肩关节及肘关节

13. 关于肩关节前后位摄影时,IR 上缘应当超出肩部软组织**错误**数值是(　　)
　　A. 2cm　　B. 2~3cm　　C. 3cm
　　D. 4cm　　E. 5cm

14. 关于肩关节正位影像显示结构,正确的是(　　)
　　A. 肱骨近端　　B. 肱骨滑车　　C. 肩关节盂
　　D. 肩关节间隙　　E. 肱骨大结节

15. 关于肩胛骨摄影,正确的是(　　)
　　A. 被检者仰卧于摄影床上或立于摄影架前　　B. 平静呼吸中屏气曝光
　　C. 中心线对准喙突下 4cm 垂直射入　　D. 中心线对准喙突下 5cm 垂直射入
　　E. 焦-片距选择 100cm

16. 肩胛骨摄影时,**不正确**的呼吸方式是(　　)
　　A. 平静呼吸不屏气　　B. 平静呼吸中屏气　　C. 深吸气后屏气
　　D. 深呼气后屏气　　E. 均匀连续浅呼吸

【答案】

一、单项选择题

1. B	2. E	3. C	4. A	5. B	6. A	7. D	8. D	9. B	10. C
11. D	12. A	13. D	14. C	15. B	16. E	17. D	18. B	19. C	20. A
21. B	22. E	23. C	24. D	25. B	26. A	27. B	28. B	29. D	30. B
31. B	32. E	33. A	34. A						

二、B1 型题

1. C	2. D	3. A	4. B	5. E	6. E	7. D	8. D	9. A	10. A

三、多项选择题

1. AE	2. BCDE	3. ABC	4. ABDE	5. ABCE	6. ABDE	7. ACDE

8. ABDE   9. ACDE   10. ACDE   11. ABE   12. ABCE   13. ACDE   14. ACDE

15. ABCDE   16. ACDE

下肢摄影

一、单项选择题

单项选择题(A1型题)答题说明:每一道考试题下面有 A、B、C、D、E 5 个备选答案。请从中选择 1 个最佳答案,并填在(   )中。

1. 足前后位摄影,中心线应垂直对准(   )

    A. 第三跖骨头   B. 第三跖骨基底部   C. 第三跖趾关节

    D. 内、外踝连线中点   E. 距骨中点

2. 常用于跟骨刺检查的体位是(   )

    A. 足正位   B. 双侧跟骨侧位   C. 足负重侧位

    D. 足内斜位   E. 足外斜位

3. 踝关节前后位摄影时,中心线应垂直对准(   )

    A. 内踝上 1cm   B. 外踝上 1cm

    C. 内、外踝连线中点上 1cm   D. 内、外踝连线中点上方 1.5cm

    E. 内、外踝连线中点下方 1.5cm

4. 膝关节侧位体位设计时,要求下肢屈膝的角度是(   )

    A. 65°~75°角   B. 85°~95°角   C. 105°~115°角

    D. 120°~135°角   E. 145°~165°角

5. 髋关节摄影定位点是指髂前上棘与耻骨联合上缘连线中点向外下作垂线(   )

    A. 2cm   B. 3cm   C. 4cm

    D. 5cm   E. 6cm

6. 检查足畸形或足内异物,最佳摄影体位是(   )

    A. 足后前位   B. 足内斜位   C. 足外斜位

    D. 足侧位   E. 足部轴位

7. 足内斜位摄影时,足底与 IR 的夹角为(   )

    A. 10°   B. 15°   C. 30°~45°

    D. 50°   E. 55°~60°

8. 足正位图像上**不能**全部显示的是(   )

    A. 全部趾骨   B. 跖骨   C. 足舟骨

    D. 跟骨   E. 骰骨

9. 足的功能位是指(   )

    A. 正位   B. 侧位   C. 负重侧位

    D. 内斜位   E. 外斜位

10. 跟骨底跟轴位摄影时,中心线射入角度是(   )

    A. 向头侧倾斜 10°~20°角   B. 向足侧倾斜 15°~25°角   C. 向头侧倾斜 20°~30°角

    D. 向足侧倾斜 35°~45°角   E. 向头侧倾斜 35°~45°角

11. 膝关节前后位摄影时,**错误**的是(   )

    A. 被检者坐于摄影床上   B. 被检侧下肢伸直,足尖向上稍向外旋

    C. 髌骨下缘对准照射野中心   D. 中心线对准髌骨下缘垂直 IR 射入

    E. 平静呼吸不屏气曝光

12. 膝关节平片检查**不能**显示( )
    A. 膝关节间隙 B. 股骨远端 C. 胫骨近端
    D. 髁间隆起 E. 半月板

13. 关于髌骨轴位摄影的描述,**错误**的是( )
    A. 被检者仰卧摄影床上
    B. 髌骨置于照射野中心
    C. 平静呼吸不屏气曝光
    D. 中心线对准髌骨下缘,经髌骨后缘垂直 IR
    E. 主要显示髌骨骨折后左右分离情况

14. 关于髋关节前后位摄影的叙述,正确的是( )
    A. 双足内收 20° B. 双足外展 20°
    C. 双足尖垂直向上 D. 双下肢伸直,足尖内旋并拢
    E. 双足跟并拢,足尖自然外旋

15. 检查小儿髋关节脱位、复位情况的体位是( )
    A. 髋关节前后位 B. 髋关节侧位 C. 髋关节侧斜位
    D. 髋关节蛙形位 E. 髋关节后前斜位

16. 关于下肢摄影,**错误**的是( )
    A. 长骨长轴应平行于胶片长轴 B. 与上肢等厚部位应略增加 kV
    C. 至少应该包括一端关节 D. 股骨近端不用滤线器
    E. 焦-片距通常采用 100cm

17. 关于胫腓骨前后位摄影,**错误**的是( )
    A. 小腿长轴平行于胶片长轴 B. 小腿后部紧贴 IR
    C. 观察胫腓骨及邻近软组织 D. 中心线经小腿中部摄入
    E. 足外旋 10°~15°

18. 足正位像可以清晰显示的关节是( )
    A. 踝关节 B. 舟距关节 C. 桡腕关节
    D. 跟距关节 E. 指间关节

19. 扁平足正确的摄影体位是( )
    A. 单足水平侧位 B. 双足水平侧位 C. 单足倾斜侧位
    D. 单足负重水平侧位 E. 双足负重水平侧位

20. 膝关节正位摄影,中心线应对准( )
    A. 髌骨上缘 B. 髌骨中心 C. 髌骨下缘
    D. 髌骨上缘 1cm E. 髌骨下缘 2cm

二、B1 型题

B1 型题答题说明:以下提供若干组考题,每组考题共用考题前列出的 A、B、C、D、E 5 个备选答案。请从中选择 1 个与问题关系最密切的答案,某个备选答案可能被选择一次、多次或不被选择。

(1~5 题共用备选答案)

A. 喙突

B. 喙突下方 4~5cm 处

C. 被检侧髂前上棘与耻骨联合上缘连线的中点,向外下作垂线 5cm 处

D. 两侧股骨大粗隆连线中点

E. 腹股沟

1. 肩胛骨前后位摄影中心线应当对准( )
2. 肩关节前后位摄影中心线应当对准( )
3. 股骨颈仰卧水平侧位摄影中心线应当对准( )
4. 双侧髋关节与股骨颈侧位(蛙形位)摄影中心线应当对准( )
5. 髋关节前后位摄影中心线应当对准( )

三、多项选择题

多项选择题答题说明:每一道考试题下面有 A、B、C、D、E 5 个备选答案。请从中选择至少 1 个答案,多选或少选均不得分。

1. 下列哪些部位可以在足前后位图像上显示( )
   A. 趾骨   B. 跖骨   C. 舟骨
   D. 楔骨   E. 跟骨
2. 下列哪些位置适用于跟骨骨刺等病变的检查( )
   A. 足侧位   B. 踝关节前后位   C. 踝关节侧位
   D. 跟骨侧位   E. 跟骨轴位
3. 膝关节前后位摄影时,正确的说法是( )
   A. 被检者坐于摄影床上   B. 被检侧下肢伸直,足尖向上稍向内旋
   C. 髌骨上缘对准照射野中心   D. 中心线对准髌骨下缘垂直 IR 射入
   E. 平静呼吸不屏气曝光
4. 膝关节平片检查可以显示( )
   A. 膝关节间隙   B. 股骨远端   C. 胫骨近端
   D. 髁间隆起   E. 半月板
5. 摄取髌骨轴位时,正确的说法是( )
   A. 被检者仰卧摄影床上
   B. 髌骨置于照射野中心
   C. 平静呼吸不屏气曝光
   D. 中心线对准髌骨下缘,经髌骨后缘垂直 IR
   E. 主要显示髌骨骨折后左右分离情况

【答案】

一、单项选择题

1. B   2. B   3. C   4. D   5. D   6. D   7. C   8. D   9. C   10. E
11. B   12. E   13. A   14. D   15. D   16. D   17. E   18. B   19. D   20. C

二、B1 型题

1. B   2. A   3. E   4. D   5. C

三、多项选择题

1. ABCD   2. ACD   3. ABDE   4. ABCD   5. BCDE

第二节 胸部摄影检查

一、单项选择题

单项选择题(A1 型题)答题说明:每一道考试题下面有 A、B、C、D、E 5 个备选答案。请从中选择 1 个最佳答案,并填在( )中。

1. 成人胸部正位摄影焦-片距为(　　　)
   A. 50cm　　　　　　　　B. 70cm　　　　　　　　C. 90cm
   D. 120cm　　　　　　　E. 180cm

2. 心脏摄影时的呼吸方式是(　　　)
   A. 平静呼吸下曝光　　　B. 平静呼吸下屏气曝光　　C. 深吸气后屏气曝光
   D. 深呼气后屏气曝光　　E. 均匀缓慢浅呼吸中曝光

3. 关于胸部后前位的图像显示,**错误**的是(　　　)
   A. 图像包括胸廓、肋膈角及全部肺野　　B. 肩胛骨完全位于肺野外方
   C. 肺纹理清晰可见　　　　　　　　　　D. 第 1~12 胸椎图像清晰
   E. 心影边缘的肋骨隐约可见

4. 疑有肺尖处病变,应选择的摄影位置是(　　　)
   A. 胸部后前位　　　　　B. 胸部侧位　　　　　　　C. 胸部斜位
   D. 胸部前凸位　　　　　E. 胸部点片

5. 关于胸部后前位的摄影目的,**错误**的是(　　　)
   A. 观察胸腔积液　　　　　　　　　　　B. 了解心及大血管的形态和大小
   C. 观察胸膜病变　　　　　　　　　　　D. 观察胸椎序列
   E. 观察纵隔肿瘤

6. 肋骨斜位摄影目的是观察(　　　)
   A. 腋中线,肋骨上斜部骨质情况　　　　B. 腋中线,肋骨直线部骨质情况
   C. 腋后线,肋骨弯曲部骨质情况　　　　D. 腋前线,肋骨弯曲部骨质情况
   E. 腋中线,肋骨弯曲部骨质情况

7. 心脏右前斜位摄影,身体冠状面与胶片夹角为(　　　)
   A. 15°~20°　　　　　　B. 25°~35°　　　　　　　C. 35°~40°
   D. 45°~55°　　　　　　E. 55°~65°

8. 心脏右前斜位摄影,服钡的目的是观察(　　　)
   A. 右心房压迫食管情况　B. 右心室压迫食管情况　　C. 左心房压迫食管情况
   D. 左心室压迫食管情况　E. 全心压迫食管情况

9. 膈下肋骨前后位中心线(　　　)
   A. 向头端倾斜 10°~15°经肚脐射入
   B. 向足端倾斜 10°~15°经肚脐射入
   C. 向足端倾斜 10°~15°经剑突与肚脐连线中点射入
   D. 向头端倾斜 10°~15°经剑突与肚脐连线中点射入
   E. 经剑突与肚脐连线中点垂直射入

10. 幼儿胸部后前位摄影中心线射入点是(　　　)
    A. 第 5 胸椎　　　　　　B. 第 6 胸椎　　　　　　　C. 第 7 胸椎
    D. 胸骨角水平　　　　　E. 剑突水平

二、B1 型题

B1 型题答题说明:以下提供若干组考题,每组考题共用考题前列出的 A、B、C、D、E 5 个备选答案。请从中选择 1 个与问题关系最密切的答案,某个备选答案可能被选择一次、多次或不被选择。

(1~5 题共用备选答案)

A. 深吸气后屏气曝光　　　B. 深呼气后屏气曝光　　　C. 平静呼吸下屏气曝光

　D. 缓慢均匀连续浅呼吸 　　　　E. 平静呼吸下不屏气

1. 胸部后前位重点观察心脏(　　　)

2. 胸部后前位重点观察肺(　　　)

3. 胸骨后前斜位(　　　)

4. 膈下肋骨前后位(　　　)

5. 膈上肋骨前后位(　　　)

三、多项选择题

　　多项选择题答题说明:每一道考试题下面有 A、B、C、D、E 5 个备选答案。请从中选择至少1 个答案,多选或少选均不得分。

1. 胸部常用的体表定位标志包括(　　　)
   　A. 颈静脉切迹 　　　　　　　B. 胸骨角 　　　　　　　　C. 剑突末端
   　D. 髂嵴 　　　　　　　　　　E. 肩胛下角

2. 关于心脏摄影的叙述,正确的是(　　　)
   　A. 常规取站立后前位 　　　　B. 右前斜位应服钡 　　　　C. 摄影距离 200cm
   　D. 侧位常规取左侧位 　　　　E. 深吸气末屏气曝光

3. 心三位包括(　　　)
   　A. 胸部后前位 　　　　　　　B. 胸部右侧位 　　　　　　C. 胸部右前斜位
   　D. 胸部左前斜位 　　　　　　E. 胸部左侧位

4. 胸骨后前斜位摄影,正确的是(　　　)
   　A. 缓慢连续均匀浅呼吸 　　　B. 低千伏、低毫安、长时间 　C. 深吸气后屏气曝光
   　D. 中心线垂直入射 　　　　　E. 近距离

5. 关于肋骨摄影,**错误**的是(　　　)
   　A. 常规摄影正侧位
   　B. 观察腋中线区弯曲部分肋骨摄肋骨斜位
   　C. 膈上肋骨中心线向头侧倾斜 10°~15°角
   　D. 膈下肋骨呼吸方式为深吸气后屏气曝光
   　E. 膈下肋骨摄影需使用滤线栅

【答案】

　一、单项选择题

1. E　　2. B　　3. D　　4. D　　5. D　　6. E　　7. D　　8. C　　9. D　　10. D

　二、B1 型题

1. C　　2. A　　3. D　　4. B　　5. A

　三、多项选择题

1. ABCE　　2. ABCD　　3. ACD　　4. ABE　　5. ACD

第三节　腹部摄影检查

一、单项选择题

　　单项选择题(A1 型题)答题说明:每一道考试题下面有 A、B、C、D、E 5 个备选答案。请从中

选择 1 个最佳答案,并填在( )中。

1. 新生儿患先天性肛门闭锁,应选用哪种摄影体位检查( )
   A. 腹部仰卧正、侧位
   B. 腹部侧卧正、侧位
   C. 腹部站立正、侧位
   D. 腹部俯卧正、侧位
   E. 腹部倒立正、侧位

2. 拟观察某肠梗阻患者腹部积气和积液情况,最好选用( )
   A. 站立前后位
   B. 仰卧前后位
   C. 俯卧后前位
   D. 侧卧侧位
   E. 前后斜位

3. 腹部摄影时应当使用下列哪项呼吸方式( )
   A. 平静呼吸不屏气
   B. 平静呼吸下屏气
   C. 深吸气后屏气
   D. 深呼气后屏气
   E. 均匀连续浅呼吸

4. 胆区俯卧位设计时,腹部右侧抬高,身体冠状面与床面的角度正确的是( )
   A. 5°角
   B. 15°角
   C. 30°角
   D. 40°角
   E. 50°角

5. 双肾区前后位摄影时,中心线射入点正确的是( )
   A. 剑突
   B. 脐上 3cm
   C. 剑突与脐连线中点
   D. 剑突下 3cm
   E. 脐

6. 下列疾患**不能**由腹部平片诊断的是( )
   A. 胆囊阳性结石
   B. 肠梗阻
   C. 急性胰腺炎
   D. 消化道穿孔
   E. 小儿先天性肛门闭锁

7. 膀胱区前后位摄影时,中心线射入点正确的是( )
   A. 耻骨联合
   B. 脐下 3cm
   C. 耻骨联合上 2cm
   D. 耻骨联合上 4cm
   E. 脐

8. 尿道前后位体位设计时,对于接收器的放置正确的是( )
   A. 平板上缘包括髂前上棘上 3cm
   B. 平板上缘与髂棘平齐
   C. 平板下缘与耻骨联合平齐
   D. 平板下缘包括耻骨联合下 1cm
   E. 平板下缘尽量包括全尿道

9. 检查消化道穿孔、肠梗阻及肾下垂时,应加摄( )
   A. 腹部前后位
   B. 腹部侧位
   C. 腹部侧卧后前位
   D. 腹部站立前后位
   E. 腹部仰卧侧位

10. 腹部站立位摄影,应用最多的是检查( )
    A. 急腹症
    B. 腹部肿块
    C. 泌尿系结石
    D. 腹部脏器形态
    E. 腹部脏器的位置

二、B1 型题

B1 型题答题说明:以下提供若干组考题,每组考题共用考题前列出的 A、B、C、D、E 5 个备选答案。请从中选择 1 个与问题关系最密切的答案,某个备选答案可能被选择一次、多次或不被选择。

(1~5 题共用备选答案)
   A. 剑突至耻骨联合上缘连线中点
   B. 剑突至脐连线的中点
   C. 脐孔
   D. 耻骨联合上 4cm
   E. 耻骨联合

1. 腹部仰卧前后位摄影中心线应当对准( )

2. 双肾区前后位摄影中心线应当对准( )

3. 膀胱前后位摄影中心线应当对准( )

4. 尿道前后位摄影中心线应当对准( )

5. 盆腔前后位摄影中心线应当对准( )

三、多项选择题

多项选择题答题说明:每一道考试题下面有 A、B、C、D、E 5 个备选答案。请从中选择至少 1 个答案,多选或少选均不得分。

1. 腹部仰卧前后位可以观察下列哪些异常情况( )

　　A. 泌尿系阳性结石　　　　　B. 肠系膜钙化　　　　　C. 泌尿系阴性结石

　　D. 胆囊阳性结石　　　　　　E. 胰腺钙化

2. 下列哪些部位在摄影检查前宜做好肠道清洁( )

　　A. 腰椎前后位　　　　　　　B. 腹部前后位　　　　　C. 骨盆前后位

　　D. 站立腹部前后位　　　　　E. 腰椎侧位

【答案】

一、单项选择题

1. E　　2. A　　3. D　　4. B　　5. C　　6. C　　7. D　　8. E　　9. D　　10. A

二、B1 型题

1. A　　2. B　　3. D　　4. E　　5. D

三、多项选择题

1. ABDE　　2. BCD

第四节　脊柱摄影检查

一、单项选择题

单项选择题(A1 型题)答题说明:每一道考试题下面有 A、B、C、D、E 5 个备选答案。请从中选择 1 个最佳答案,并填在( )中。

1. 与上腭同一平面的椎体是( )

　　A. 第 1 颈椎　　　　　　　　B. 第 2 颈椎　　　　　C. 第 3 颈椎

　　D. 第 4 颈椎　　　　　　　　E. 第 5 颈椎

2. 关于第 1、2 颈椎前后位摄影,**错误**的是( )

　　A. 可观察寰椎病变　　　　　　　　　B. 可观察枢椎病变

　　C. 口尽量张大　　　　　　　　　　　D. 听眶线垂直于台面

　　E. 上、下切牙连线中点对 IR 中心

3. 腰椎斜位,身体冠状面与床面呈( )

　　A. 5°　　　　　　　　　　　B. 10°　　　　　　　　C. 30°

　　D. 45°　　　　　　　　　　E. 60°

4. 骶骨前后位摄影时,中心线的正确投射是( )

　　A. 垂直投射　　　　　　　　B. 向头侧倾斜 15°~20°　　C. 向足侧倾斜 15°

　　D. 向头侧倾斜 45°　　　　　E. 向足侧倾斜 45°

5. 与尾骨位于同一平面的是( )

　　A. 髂嵴　　　　　　　　　　B. 髂前上棘　　　　　　C. 耻骨联合

D. 坐骨结节
E. 股骨大转子中点

6. 神经根型颈椎病,首选的摄影体位是(　　)
　　A. 颈椎双斜位
　　B. 颈椎开口位
　　C. 颈椎过伸位
　　D. 颈椎过屈位
　　E. 颈椎侧位

7. 关于胸椎侧位摄影,**错误**的是(　　)
　　A. 中心线对第7胸椎垂直投射
　　B. 被检者侧卧于摄影床上
　　C. 冠状面与摄影床垂直
　　D. 应用滤线栅
　　E. 清晰显示所有胸椎

8. 颈椎右前斜位摄影,观察的是(　　)
　　A. 右侧椎间孔
　　B. 左侧椎间孔
　　C. 右侧横突孔
　　D. 左侧横突孔
　　E. 椎孔

9. 腰椎椎弓峡部断裂,正确的摄影体位是(　　)
　　A. 腰椎正位
　　B. 腰椎侧位
　　C. 腰椎双斜位
　　D. 腰骶部斜位
　　E. 腰骶部侧位

10. 能显示腰椎正常生理曲度的摄影位置是(　　)
　　A. 腰椎正位
　　B. 腰椎侧位
　　C. 腰椎前后斜位
　　D. 腰椎过伸位
　　E. 腰椎过屈位

11. 腰骶关节前后位摄影,中心线的投射角度是(　　)
　　A. 垂直投射
　　B. 向头侧倾斜 15°~20°
　　C. 向足侧倾斜 15°~20°
　　D. 向头侧倾斜 45°
　　E. 向足侧倾斜 45°

12. 从第1、2颈椎前后位摄影图像中判断摄影体位正确的依据是(　　)
　　A. 上门齿与枕骨边缘投影重叠
　　B. 上门齿与枕骨边缘稍分离
　　C. 上门齿投影在枕骨边缘的下方
　　D. 上门齿投影在枕骨边缘的上方
　　E. 上门齿与枕骨边缘分离约 0.5cm

13. 右脊柱四个生理弯曲度的组合,**错误**的是(　　)
　　A. 颈段——前凸
　　B. 胸段——前凸
　　C. 腰段——前凸
　　D. 骶尾段——后凸
　　E. 以上都不是

14. 关于颈椎斜位摄影,**错误**的是(　　)
　　A. 用于观察颈椎椎间孔
　　B. 可显示小关节及椎弓根
　　C. 常规摄取左、右侧两片
　　D. 冠状面与台面呈 25°~35°
　　E. 中心线可向足侧倾斜 10°

15. 进行上部胸椎侧位摄影,**错误**的是(　　)
　　A. 取侧卧位
　　B. 近台侧上肢屈曲上举
　　C. 远台侧上肢置身体后下方
　　D. 中心线向头侧倾斜 15°角
　　E. 平静呼吸中屏气曝光

16. 关于腰椎前后位摄影的叙述,**错误**的是(　　)
　　A. 是常规位置
　　B. 必须使用滤线器
　　C. 常与侧位片一同摄取
　　D. X 线管阴极端必须对上部腰椎
　　E. 取深呼气后屏气曝光

17. 腰椎前后位的中心线入射点是(　　)
　　A. 胸骨剑突
　　B. 脐上 3cm
　　C. 脐
　　D. 脐下 3cm
　　E. 髂前上棘连线中点

18. 尾骨前后位摄影时，中心线的正确投射是(   )

    A. 垂直投射　　　　　　　　B. 向头侧倾斜 15°　　　　　　C. 向足侧倾斜 15°

    D. 向头侧倾斜 45°　　　　　　E. 向足侧倾斜 45°

19. 与胸骨角同一平面的是(   )

    A. 第 1、2 胸椎间　　　　　　B. 第 2、3 胸椎间　　　　　　C. 第 3、4 胸椎间

    D. 第 4、5 胸椎间　　　　　　E. 第 5、6 胸椎间

20. 与剑突末端至肚脐连线中点同一平面的是(   )

    A. 第 12 胸椎　　　　　　　　B. 第 1 腰椎　　　　　　　　C. 第 2 腰椎

    D. 第 3 腰椎　　　　　　　　E. 第 4 腰椎

21. 与脐同一平面的椎体是(   )

    A. 第 1 腰椎　　　　　　　　B. 第 2 腰椎　　　　　　　　C. 第 3 腰椎

    D. 第 4 腰椎　　　　　　　　E. 第 5 腰椎

22. 与尾骨位于同一平面的是(   )

    A. 髂嵴　　　　　　　　　　B. 髂前上棘　　　　　　　　C. 耻骨联合

    D. 坐骨结节　　　　　　　　E. 髂前下棘

二、B1 型题

B1 型题答题说明：以下提供若干组考题，每组考题共用考题前列出的 A、B、C、D、E 5 个备选答案。请从中选择 1 个与问题关系最密切的答案，某个备选答案可能被选择一次、多次或不被选择。

(1~5 题共用备选答案)

    A. 耻骨联合上 3cm

    B. 第 3 腰椎

    C. 向头端倾斜 15°~20°，耻骨联合上 3cm

    D. 向足端倾斜 15°，耻骨联合上 3cm

    E. 髂嵴

1. 腰椎正位中心线应对(   )

2. 骶尾骨正位中心线(   )

3. 骶骨正位中心线(   )

4. 腰椎侧位中心线(   )

5. 腰椎斜位中心线(   )

(6~10 题共用备选答案)

    A. 正位　　　　　　　　　　B. 侧位　　　　　　　　　　C. 斜位

    D. 正、侧位　　　　　　　　E. 正、侧、斜位

6. 腰椎常规摄影位置是(   )

7. 骶骨常规摄影位置是(   )

8. 尾骨常规摄影位置是(   )

9. 胸椎常规摄影位置是(   )

10. 颈椎常规摄影位置是(   )

三、多项选择题

多项选择题答题说明：每一道考试题下面有 A、B、C、D、E 5 个备选答案。请从中选择至少 1 个答案，多选或少选均不得分。

1. 关于腰椎前后位摄影，正确的是(   )

    A. 是常规位置　　　　　　　　　　　　　　B. 必须使用滤线器

C. 常与侧位片一同摄取　　　　　　　　D. X 线管阴极端必须对上部腰椎

E. 取深呼气后屏气曝光

2. 右脊柱四个生理弯曲度的组合,正确的是(　　　)

　　A. 颈段——前凸　　　　　　　B. 胸段——前凸　　　　　　　C. 腰段——前凸

　　D. 骶尾段——后凸　　　　　　E. 以上都不是

3. 关于颈椎后前斜位摄影,正确的是(　　　)

　　A. 用于观察颈椎椎间孔　　　B. 可显示小关节及椎弓根　　　C. 常规摄取左、右侧两片

　　D. 冠状面与台面呈 25°~35°　　E. 中心线可向足侧倾斜 10°

4. 椎弓峡部断裂,**非**最佳摄影体位是(　　　)

　　A. 腰椎正位　　　　　　　　　B. 腰椎侧位　　　　　　　　　C. 腰椎双斜位

　　D. 腰骶关节斜位　　　　　　　E. 腰骶关节侧位

5. 神经根型颈椎病,哪些**不是**常规的摄影体位(　　　)

　　A. 颈椎双斜位　　　　　　　　B. 颈椎侧位　　　　　　　　　C. 颈椎过伸位

　　D. 颈椎过屈位　　　　　　　　E. 颈椎正位

【答案】

一、单项选择题

1. A　　2. D　　3. D　　4. B　　5. C　　6. A　　7. E　　8. A　　9. C　　10. B

11. B　12. A　13. B　14. D　15. D　16. D　17. B　18. C　19. D　20. B

21. D　22. C

二、B1 型题

1. B　　2. A　　3. C　　4. B　　5. B　　6. D　　7. D　　8. D　　9. D　　10. E

三、多项选择题

1. ABCE　　2. ACD　　3. ABCE　　4. ABDE　　5. CD

第五节　骨盆摄影检查

单项选择题

单项选择题(A1 型题)答题说明:每一道考试题下面有 A、B、C、D、E 5 个备选答案。请从中选择 1 个最佳答案,并填在(　　　)中。

1. 关于脊柱与骨盆 X 线摄影时的注意事项,**错误**的是(　　　)

　　A. 除去受检部位影响检查的物品,如饰品、膏药等

　　B. 向受检者说明检查情况,取得配合

　　C. 照射野:颈椎为 8 英寸×10 英寸,骶髂关节等为 10 英寸×12 英寸,骨盆为 12 英寸×15 英寸

　　D. SID 选择:100cm

　　E. 不需要肠道准备

2. 关于各体位中心线的描述,**错误**的是(　　　)

　　A. 颈椎前后位中心线对准甲状软骨上方中点垂直射入探测器

　　B. 胸椎侧位中心线对准第 7 胸椎垂直射入探测器

　　C. 尾椎前后位,中心线向足侧倾斜 10°角

　　D. 骶髂关节前后位,中心线向头侧倾斜 10°~25°角

　　E. 骨盆前后位,中心线对准两髂前上棘连线中点上方 3cm 垂直射入探测器

3. 检查小儿髋关节脱位、复位情况的体位是(　　　)

　　A. 髋关节前后位　　　　　　　　B. 髋关节侧位　　　　　　　　　C. 髋关节侧斜位

    D. 髋关节蛙形位   E. 髋关节后前斜位

4. 骨盆前后位摄影中心线应(　　)

    A. 垂直入射   B. 向头侧倾斜 20°   C. 向头侧倾斜 35°

    D. 向足侧倾斜 5°   E. 向足侧倾斜 25°

5. 骨盆的常规摄影位置是(　　)

    A. 前后位   B. 后前位   C. 侧位呈斜位投影

    D. 斜位   E. 轴位

6. 关于骨盆摄影,**错误**的是(　　)

    A. 常用于外伤及骨质破坏的检查

    B. 应完全包括骨盆诸骨

    C. 双下肢伸直并内旋,两踇趾并拢,足跟分开

    D. 中心线应向足侧倾斜 20°角

    E. 成人摄片都需要使用滤线器

【答案】

1. E   2. E   3. D   4. A   5. A   6. D

第六节　头部摄影检查

一、单项选择题

单项选择题(A1 型题)答题说明:每一道考试题下面有 A、B、C、D、E 5 个备选答案。请从中选择 1 个最佳答案,并填在(　　)中。

1. X 线投照学的头颅基准线是(　　)

    A. 听眶线   B. 听眦线   C. 听鼻线

    D. 听口线   E. 听眉线

2. **不属于**头颅摄影体表定位标志的是(　　)

    A. 外耳孔   B. 外眦   C. 鼻根

    D. 蝶鞍   E. 枕外隆突

3. 头颅平片检查的常规体位是(　　)

    A. 正位及切线位   B. 正位及轴位   C. 正位及斜位

    D. 正位及侧位   E. 侧位及轴位

4. 人的脑颅骨包括(　　)

    A. 顶骨(2)、颞骨(1)、额骨(2)、枕骨(1)、蝶骨(1)、筛骨(1)

    B. 顶骨(1)、颞骨(2)、额骨(1)、枕骨(2)、蝶骨(1)、筛骨(1)

    C. 顶骨(2)、颞骨(2)、额骨(1)、枕骨(1)、蝶骨(1)、筛骨(1)

    D. 顶骨(2)、颞骨(1)、额骨(1)、枕骨(1)、蝶骨(1)、筛骨(2)

    E. 顶骨(1)、颞骨(2)、额骨(1)、枕骨(1)、蝶骨(2)、筛骨(1)

5. 外耳孔与同侧鼻翼下缘的连线称为(　　)

    A. 听鼻线   B. 听眶线   C. 听眦线

    D. 听口线   E. 听眉线

6. 关于头颅后前位的体位设计,**错误**的是(　　)

    A. 受检者俯卧于摄影床上,两肘屈曲,两手放于头旁或胸前

    B. 头颅正中矢状面垂直于床面,并与 IR 中线重合

    C. 额部及鼻尖紧贴床面,下颌内收,听眶线垂直床面,两侧外耳孔与床面等距

D. IR 或照射野包括含下颌骨的整个头部

E. 中心线自枕外隆凸经眉间垂直射入 IR

7. 某患者头顶左侧外伤怀疑凹陷性骨折,最佳的摄影体位是(　　)

    A. 后前 45°   B. 外伤部切线位   C. 上下方向轴位

    D. 下上方向轴位   E. 头颅侧位

8. 头颅侧位片**不能**显示的解剖结构是(　　)

    A. 人字缝   B. 顶骨   C. 矢状缝

    D. 额骨   E. 冠状缝

9. 瓦氏位摄影体位要求听眦线与床面呈多少度角(　　)

    A. 15°   B. 23°   C. 25°

    D. 35°   E. 37°

10. 柯氏位摄影,中心线向足侧倾斜的角度是(　　)

    A. 37°   B. 25°   C. 35°

    D. 23°   E. 35°

11. 显示颞骨岩部轴位影像,应当选择的位置是(　　)

    A. 梅氏位   B. 许氏位   C. 劳氏位

    D. 伦氏位   E. 斯氏位

12. 鼻骨骨折的患者应选用哪种摄影体位(　　)

    A. 鼻骨右侧位   B. 鼻骨左侧位   C. 鼻骨双侧位

    D. 鼻骨正位   E. 以上都对

13. 对于高度怀疑颅底骨折的患者,应**禁止**选择哪个体位(　　)

    A. 头颅前后正位   B. 头颅水平侧位   C. 汤氏位

    D. 头颅切线位   E. 颅底轴位

14. 上颌窦检查,常规摄影位置是(　　)

    A. 柯氏位(Caldwell view)   B. 瓦氏位(Water view)   C. 斯氏位(Stenever view)

    D. 瑞氏位(Rhees view)   E. 劳氏位(Law view)

15. 摄影时需要摄张、闭口的位置是(　　)

    A. 下颌骨侧位   B. 上颌骨侧位   C. 颞颌关节正位

    D. 颞颌关节侧位   E. 汤氏位

二、B1 型题

B1 型题答题说明:以下提供若干组考题,每组考题共用考题前列出的 A、B、C、D、E 5 个备选答案。请从中选择 1 个与问题关系最密切的答案,某个备选答案可能被选择一次、多次或不被选择。

(1~5 题共用备选答案)

    A. 听眦线   B. 听眶线   C. 听鼻线

    D. 瞳间线   E. 听口线

1. 头颅侧位摄影时与接收器垂直的标志线是(　　)

2. 头颅正位摄影时与接收器垂直的标志线是(　　)

3. 人类学的基准线是(　　)

4. X 线投照学的头颅基准线是(　　)

5. 外耳孔与同侧口角的连线称为(　　)

(6~10 题共用备选答案)

    A. 23°   B. 37°   C. 30°

D. 25°   E. 35°

6. 汤氏位(头颅前后半轴位)摄影时,中心线向足侧倾斜 (   )

7. 瓦氏位摄影时,听眦线与床面的角度关系是(   )

8. 柯氏位摄影时,中心线向足侧倾斜(   )

9. 眼眶后前位摄影时,中心线向足侧倾斜(   )

10. 摄颞颌关节张、闭口位时,中心线向足侧倾斜 (   )

（11~14 题共用备选答案）

A. 乳突双 15°侧位   B. 乳突 25°侧位   C. 乳突 35°侧位
D. 乳突双 45°侧位   E. 乳突 55°侧位

11. 乳突伦氏位摄影,正确的角度是(   )

12. 乳突许氏位摄影,正确的角度是(   )

13. 乳突劳氏位摄影,正确的角度是(   )

14. 乳突梅氏位摄影,正确的角度是(   )

三、多项选择题

多项选择题答题说明:每一道考试题下面有 A、B、C、D、E 5 个备选答案。请从中选择至少 1 个答案,多选或少选均不得分。

1. 摄影时需要张口的位置是(   )

A. 下颌骨侧位   B. 上颌骨侧位   C. 第 1、2 颈椎前后位
D. 颞颌关节侧位   E. 汤氏位

2. 乳突 X 线摄影应选用的体位是(   )

A. 头颅后前位   B. 梅氏位   C. 头颅侧位
D. 许氏位   E. 劳氏位

3. 用于颞骨检查的摄影位置是(   )

A. 梅氏位   B. 柯氏位   C. 瓦氏位
D. 许氏位   E. 伦氏位

4. 鼻旁窦影像解剖结构最佳显示体位是(   )

A. 头颅后前位   B. 劳氏位   C. 瓦氏位
D. 柯氏位   E. 梅氏位

5. 关于乳突摄影,摄影位置名称正确的是(   )

A. 乳突 15°侧位   B. 乳突 25°侧位   C. 乳突 35°侧位
D. 乳突 45°侧位   E. 乳突 55°侧位

6. 关于鼻骨侧位体位,正确的是(   )

A. 瞳间线与床面垂直   B. 瞳间线与床面平行
C. 鼻骨右侧位时,右侧面部贴近接收器   D. 摄影距离 100cm
E. 中心线经鼻根下 1cm 垂直射入

【答案】

一、单项选择题

1. B   2. D   3. D   4. C   5. A   6. C   7. B   8. C   9. E   10. D
11. A   12. C   13. E   14. B   15. D

二、B1 型题

1. D   2. A   3. B   4. A   5. E   6. C   7. B   8. A   9. A   10. D
11. C   12. B   13. A   14. D

三、多项选择题

1. CD　　　2. BDE　　　3. ADE　　　4. CD　　　5. ABCD　　　6. ACD

第七节　口腔摄影检查

一、单项选择题

单项选择题(A1型题)答题说明:每一道考试题下面有A、B、C、D、E 5个备选答案。请从中选择1个最佳答案,并填在(　　)中。

1. 患者,男性,45岁。自诉左下颌磨牙7、8疼痛,经口内检查未见龋坏,左下颌磨牙7有纵向叩击痛。应如何进行合理的影像学检查(　　)
　　A. 摄取左下颌牙片　　　　　B. 摄取左上颌牙片　　　　　C. 拍摄全口曲面断层片
　　D. 扫口腔CT　　　　　　　E. 以上全做

2. 摄取上颌切牙图像时,中心线与上颌咬合面夹角是(　　)
　　A. 45°　　　　　　　　　　B. -44°　　　　　　　　　　C. 42°
　　D. 30°　　　　　　　　　　E. 28°

3. 分角线法摄取牙片时,X线中心线垂直(　　)
　　A. 牙长轴　　　　　　　　　　　　　B. 胶片长轴
　　C. 牙长轴与胶片长轴的角分线　　　　D. 先垂直于牙长轴再胶片长轴
　　E. 先垂直于胶片轴再牙长长轴

4. 患者,男性,12岁。上颌两中切牙间有4mm间隙不闭合,应如何进行初步影像学检查(　　)
　　A. 摄取上颌切牙牙片　　　　B. 摄取上颌前部咬合牙片　　　C. 拍摄全口曲面断层片
　　D. 扫口腔CT　　　　　　　E. 以上全做

5. 患者,男性,21岁。自述后磨牙区经常发炎,有异味。口内检查:双侧下颌8为近中阻生齿,全口未见龋坏,拟拔出双侧下颌8。应如何进行合理的影像学检查(　　)
　　A. 摄取双下颌磨牙牙片　　　B. 第三磨牙口外摄影　　　　C. 拍摄全口曲面断层片
　　D. 扫口腔CT　　　　　　　E. 以上全做

二、B1型题

B1型题答题说明:以下提供若干组考题,每组考题共用考题前列出的A、B、C、D、E 5个备选答案。请从中选择1个与问题关系最密切的答案,某个备选答案可能被选择一次、多次或不被选择。

(1~5题共用备选答案)
　　A. 45°　　　　　　　　　　B. -5°　　　　　　　　　　C. 42°
　　D. -20°　　　　　　　　　　E. 28°

1. 摄取上颌切牙图像时,中心线与上颌咬合面夹角是(　　)
2. 摄取下颌尖牙图像时,中心线与下颌咬合面夹角是(　　)
3. 摄取上颌尖牙图像时,中心线与上颌咬合面夹角是(　　)
4. 摄取下颌第三磨牙图像时,中心线与下颌咬合面夹角是(　　)
5. 摄取上颌磨牙图像时,中心线与上颌咬合面夹角是(　　)

三、多项选择题

多项选择题答题说明:每一道考试题下面有A、B、C、D、E 5个备选答案。请从中选择至少1个答案,多选或少选均不得分。

1. 某患者被马踢伤下颏,可进行的影像学检查是(　　)
　　A. 下颌骨侧位　　　　　　　B. 下颌咬合片口底咬合位　　C. 下颌咬合片颏部咬合位
　　D. 全颌曲面断层　　　　　　E. 口腔CT

2. 患者,女性,12 岁。由于牙列拥挤,拟做正畸,X 线摄影应选用的体位是( )

   A. 头颅后前位   B. 头影测量头颅后前位   C. 头颅侧位

   D. 头影测量头颅侧位   E. 全颌曲面断层

3. 口腔摄影检查的 X 线防护用品有( )

   A. 铅帽   B. 铅眼镜   C. 铅围脖

   D. 长袖铅衣   E. 口腔铅围裙

4. 牙齿摄影时,头颅的基础体位包括( )

   A. 头颅呈直立位,头颅矢状面与地面垂直,瞳间线与地面平行

   B. 外耳孔至鼻翼连线为上颌咬合面平行线,上颌牙根尖分布于此,摄取上颌牙时应使此线与地面平行

   C. 外耳孔至口角连线为下颌咬合面平行线,摄取下颌牙时应使此线与地面平行

   D. 头颅呈直立位,头颅矢状面与地面平行,瞳间线与地面平行

   E. 听眦线与地面平行

5. 口内牙片摄影参考条件( )

   A. 管电压一般采用 65~70kV   B. 焦-片距为 100cm

   C. 管电流量一般为 1.5~10mAs   D. 焦-片距为 20cm

   E. 管电压一般采用 40kV

【答案】

一、单项选择题

1. A   2. C   3. C   4. B   5. A

二、B1 型题

1. C   2. A   3. D   4. B   5. E

三、多项选择题

1. BCDE   2. BDE   3. ABCE   4. ABC   5. ACD

第八节 乳 腺 摄 影

单项选择题

单项选择题(A1 型题)答题说明:每一道考试题下面有 A、B、C、D、E 5 个备选答案。请从中选择 1 个最佳答案,并填在( )中。

1. 乳腺位置( )

   A. 第 1~5 肋间水平   B. 第 2~5 肋间水平   C. 第 1~6 肋间水平

   D. 第 2~6 肋间水平   E. 第 3~6 肋间水平

2. 管电压为多少 kV 以下的摄影称为软射线摄影( )

   A. 20   B. 30   C. 40

   D. 50   E. 60

3. 影响影像放大的主要因素是( )

   A. 焦点大小   B. 照射野大小   C. 中心线偏离

   D. 增感屏厚度   E. 物-片距大小

4. 每个乳腺含有约为( )

   A. 2~5 个腺叶、腺小叶   B. 5~10 个腺叶、腺小叶

   C. 10~15 个腺叶、腺小叶   D. 15~20 个隆凸的腺叶、腺小叶

   E. 20~25 个腺叶、腺小叶

5. 乳腺癌好发部位是(   )
   A. 乳腺小叶　　　　　　B. 腺叶与腺泡之间　　　　　C. 乳腺悬韧带
   D. Cooper 韧带　　　　　E. 腺叶乳管

6. 乳房大体解剖的构成**不包括**(   )
   A. 乳腺组织　　　　　　B. Cooper 韧带　　　　　　C. 胸大肌
   D. 皮下脂肪　　　　　　E. 肋骨

7. X 线平片描述乳房解剖结构,从浅到深分层的顺序为(   )
   A. 皮肤→皮下脂肪→乳腺组织→乳腺后脂肪组织→位于深盘膜下的脂肪和胸肌层
   B. 皮肤脂肪→皮肤→乳腺组织→乳腺后脂肪组织→位于深盘膜下的脂肪和胸肌层
   C. 皮肤→皮下脂肪→乳腺后脂肪组织→乳腺组织→位于深盘膜下的脂肪和胸肌层
   D. 皮肤→皮下脂肪→乳腺组织→位于深盘膜下的脂肪和胸肌层→乳腺后脂肪组织
   E. 皮肤→皮下脂肪→位于深盘膜下的脂肪和胸肌层→乳腺后脂肪组织→乳腺组织

8. 激素活动达到最高潮,乳腺变化最为明显的是(   )
   A. 哺乳期后　　　　　　B. 妊娠和哺乳期　　　　　C. 闭经后
   D. 月经期　　　　　　　E. 第一次月经期

9. 皮下脂肪层的 X 线表现为(   )
   A. 呈放射状向乳腺深部走行的致密影
   B. 皮肤与腺体之间宽度约为 0.5~2.5mm 的高度透亮带
   C. 乳腺内部片状的致密阴影
   D. 乳腺组织与胸壁之间的透亮带
   E. 乳腺上部皮下脂肪层中线条状影

10. 关于乳腺摄影使用软射线的理由,**错误**的是(   )
    A. 腺体结构密度对比较小
    B. 腺体对 X 线吸收差别小
    C. 管电压降低,物质对 X 线的吸收康普顿效应为主
    D. 管电压降低,物体原子序数不同造成的 X 线对比越大
    E. 软射线使密度相近的软组织对射线的吸收系数差别加大

11. 关于钼靶 X 线管特点的叙述,**错误**的是(   )
    A. 功率小　　　　　　　B. 焦点小　　　　　　　　C. 管内真空度低
    D. 几何尺寸小　　　　　E. 管壳设铍窗

12. 关于乳腺 X 线管使用铑靶的理由,**错误**的是(   )
    A. 降低曝光剂量　　　　　　　　　B. 比钼靶输出 X 线的能量稍高
    C. 能产生更好的影像质量　　　　　D. 特别适合欧美女性的硬质乳腺
    E. 对于致密型乳腺有更好的穿透能力

13. 关于靶面材料和滤过材料的组合使用,**错误**的是(   )
    A. 钼靶钼滤过适用于低密度乳腺　　　B. 钼靶铑滤过适用于中等密度乳腺
    C. 钼靶铝滤过适用于高密型乳腺　　　D. 铑靶铑滤过适用于较高密度乳腺
    E. 铑靶铝滤过适用于极高密度乳腺

14. 关于乳腺机直臂式活动支架的叙述,**错误**的是(   )
    A. 安装有 X 线管组件　　　B. 下端安装摄影平台　　　C. 通常人们称作 C 臂
    D. 镜像记忆功能用于 CC 位　　　E. 是多数厂家采用的形式

15. 关于摄影平台暗盒仓保护措施的叙述,**错误**的是(   )
    A. 未插入暗盒时禁止曝光　　　　　B. 未更换胶片禁止重复曝光

C. 未更换暗盒禁止再次曝光　　　　　D. 暗盒以正确方向才能顺利置入

E. 照射野和暗合尺寸不相吻合时禁止曝光

16. 关于乳腺摄影中使用滤线栅的描述,**错误**的是(　　　)

A. 减少散射线的影响

B. 可提高密度分辨率

C. 加压后乳腺厚度<40mm 时效果不明显

D. 可提高有用射线的通过率

E. 可以解决较厚和密致型乳腺散射线较多的问题

17. 关于蜂窝状滤线栅的描述,**错误**的是(　　　)

A. 铅条间不用填充物　　　　　　　　B. 提高了有用射线的通过率

C. 可增加对散射线的吸收效果　　　　D. 双向铅条增加了对射线的吸收

E. 使所有方向的散射线都被吸收

18. 关于乳腺摄影时对腺体适当加压的描述,**错误**的是(　　　)

A. 易于病变显示　　　　B. 提高密度分辨率　　　　C. 可降低摄影条件

D. 防止腺体组织移动　　E. 使重叠的乳腺结构分离

19. 关于乳腺摄影局部压迫的描述,**错误**的是(　　　)

A. 压迫器面积较小　　　B. 也称作点压迫器　　　　C. 可以施以较大压力

D. 常结合放大摄影使用　E. 局部压强增大疼痛明显

20. 关于乳腺摄影压迫器安全措施的描述,**错误**的是(　　　)

A. 压迫后立即自动曝光功能　　　　　B. 曝光后立即自动释放压迫功能

C. 断电后手动或电动紧急释放功能　　D. 断电时所有的运动均自动锁定功能

E. 压迫腺体时垂直和倾斜运动均自动锁定

21. 关于乳腺放大摄影的描述,**错误**的是(　　　)

A. 在屏胶摄影方式时使用较多　　　　B. 将腺体与片盒拉开一定距离

C. 腺体较薄不发生放大模糊　　　　　D. 通常结合使用局部压迫

E. 放大摄影一般使用较小的焦点

22. 关于平板探测器的描述,**错误**的是(　　　)

A. 线性好　　　　　　　B. DQE 高　　　　　　　　C. 动态范围大

D. 工作效率高　　　　　E. 空间分辨率高

23. 关于计算机辅助检测的描述,**错误**的是(　　　)

A. 系统软件自动扫描影像全部　　　　B. 将可能的病灶标记出来

C. 提请医生进行判断　　　　　　　　D. 自动打印诊断报告

E. 起到提醒并帮助医生进行诊断的作用

24. 关于计算机辅助检测作用的描述,**错误**的是(　　　)

A. 提高工作效率　　　　　　　　　　B. 医生在院外也能随时观察图像

C. 降低乳癌的漏诊率　　　　　　　　D. 提醒并帮助医生进行诊断

E. 提高了微小钙化乳癌的检出率

25. 属于乳腺摄影常规体位的是(　　　)

A. ML　　　　　　　　　B. LM　　　　　　　　　　C. CV

D. MLO　　　　　　　　E. AT

26. 属于乳腺摄影常规体位的是(　　　)

A. ML　　　　　　　　　B. LM　　　　　　　　　　C. CV

D. CC　　　　　　　　　E. AT

27. 在乳房筛查摄影中要求(　　)
    A. 内、外侧斜位、头尾位　　　　B. 内、外侧位、头尾位　　　　C. 侧位、头尾位
    D. 内、外侧斜位、定点压迫位　　E. 外、内侧斜位、放大位

28. 乳腺摄影"CC"英文缩写代表的体位是(　　)
    A. 侧位　　　　　　　　　　B. 夸大位　　　　　　　　　C. 头尾位(轴位)
    D. 放大位　　　　　　　　　E. 内外侧斜位

29. 乳腺内病灶定位的真实性关键在于(　　)
    A. 摄影距离　　　　　　　　B. 图像标记　　　　　　　　C. 压迫情况
    D. 曝光条件　　　　　　　　E. 摄影体位

30. 关于乳房压迫的叙述,**错误**的是(　　)
    A. 减小其厚度　　　　　　　　　　　　B. 减少剂量
    C. 减少散射线和影像的模糊　　　　　　D. 固定乳房
    E. 增加对比度

31. 关于压迫对乳腺影像影响的叙述,**错误**的是(　　)
    A. 不充分压迫导致的运动模糊最常见于 CC 位
    B. MLO 位压迫不充分,乳房会下垂
    C. 乳腺癌的探察需要压迫分离下曝光
    D. 压迫不当会产生运动伪影
    E. 不充分压迫导致的运动模糊最常见于 MLO 位

32. 关于乳腺适当压迫程度的叙述,正确的是(　　)
    A. 位于组织紧张时　　　　　　　　　　B. 位于组织紧张和不致疼痛的范围之间
    C. 位于被检者不能忍受时　　　　　　　D. 适当压迫程度与医患关系无关
    E. 乳房压力的耐受性与事先解释无关

33. 关于乳腺摄影压迫作用的叙述,**错误**的是(　　)
    A. 分辨率得到提高　　　　　B. 使得乳腺内部结构分离　　　　C. 减少了产生运动模糊
    D. 提高密度的一致性　　　　E. 可提高曝光量

34. 关于乳腺摄影,**错误**的是(　　)
    A. 应吸气末屏气曝光
    B. 恶性肿块较大时,不宜加压过度
    C. 压迫时应缓慢渐进
    D. 应将乳头置于切线位
    E. 月经后 1 周左右乳腺结构显示较清晰

35. 有关乳腺摄影加压的叙述,**错误**的是(　　)
    A. 使乳腺扁平,厚度均匀
    B. 使乳腺面积增大,病灶检出效率高
    C. 乳腺组织越薄,图像清晰度越高
    D. 肿块较大时应加大压力,以提高图像清晰度
    E. 乳腺、胶片、增感屏三者紧贴,减小几何模糊

36. MLO 体位设计的最后一步是(　　)
    A. 曲肘以松弛胸大肌　　　　　　　　　B. 压迫
    C. 打开乳房下皮肤皱褶　　　　　　　　D. 使被检者肩部尽可能靠近滤线栅中心

145

E. 向前、向后牵拉乳房组织和胸大肌

37. MLO 体位设计中最关键的一步是(　　)

    A. 压迫　　　　　　　　　　　　　　　B. 使影像接收器与胸大肌平行

    C. 打开乳房下皮肤皱褶　　　　　　　　D. 曲肘松弛胸大肌

    E. 使被检者肩部尽可能靠近滤线栅中心

38. 影像接收器与胸大肌的角度不平行,将导致的结果是(　　)

    A. 成像组织对比度降低　　　B. 成像组织的减少　　　　C. 成像组织模糊

    D. 成像组织边缘增强　　　　E. 成像组织放大

39. "向上向外"操作法中,如果承托乳房的手离开太早,会导致(　　)

    A. 乳房下皮肤皱褶的打开　　B. 胸大肌松弛　　　　　　C. 组织的不充分分离

    D. 被检者肩部的移动　　　　E. 乳房提升

40. 乳房压迫时,技师的手与脚踏压迫器控制的配合应该是(　　)

    A. 控制脚踏启动时手应立刻离开被检者乳房

    B. 控制脚踏启动时手不离开

    C. 技师的手与脚踏压迫控制在下压的同时慢慢撤离

    D. 为了压紧乳房,技师的手愈晚撤出愈好

    E. 留下一手指待压迫结束时再撤出

41. 乳房内侧组织显示最充分的摄影位置是(　　)

    A. MLO　　　　　　　　　　B. ML　　　　　　　　　　C. LM

    D. CC 位　　　　　　　　　　E. CV

42. CC 位"双手牵拉法"的目的是(　　)

    A. 使滤线器的胸壁缘紧靠胸骨　　　　　B. 使乳头位于暗盒托盘中心

    C. 使乳房厚度变小　　　　　　　　　　D. 使乳房组织呈轴位

    E. 最大限度地使乳房组织呈现出来

43. CC 位向外压扁对侧乳房的目的是使(　　)

    A. 胸骨紧贴滤线器　　　　　　　　　　B. 避免对侧乳房重叠

    C. 前面的乳房组织位于影像接收器中心　D. 非检侧的乳房位于暗盒托盘的拐角处

    E. 提高乳房后外侧组织的可显示程度

44. 被检者成像一侧的手臂下垂、肱骨外旋的目的是(　　)

    A. 缓解皮肤的牵拉感　　　　　　　　　B. 去除皮肤皱褶

    C. 提高后内侧组织的显示度　　　　　　D. 使被检者肩部"松弛"

    E. 尽可能夺得显示胸大肌

45. CC 位体位设计的最后一个步骤是(　　)

    A. 提升和牵拉乳房的后外侧缘,使之位于滤线器之上

    B. 压迫乳房

    C. 技师用食指在外侧缘转动,以打开皮肤皱褶

    D. 提升对侧乳房,转动被检者

    E. 提升可运动乳房下皱褶

46. CC 位体位设计时,技师应处于被检者的方位是(　　)

    A. 站在被检者所检查乳房的外侧　　　　B. 站在被检者所检查乳房的后侧

C. 站在被检者所检查乳房的前侧　　　D. 站在被检者所检查乳房的内侧

E. 站在被检者非检查乳房的内侧

47. 乳腺 90°侧位选择的目的是(　　)

A. 有助于密集组织区域的显示　　　　B. 有利于良、恶性病变的区分

C. 增加乳房后内深部病变的显示　　　D. 显示乳房外侧部分的深部病变

E. 与标准体位结合确切乳腺病变的定位

48. 放大位(M)选择的目的是(　　)

A. 增加乳房后内深部病变的显示　　　B. 利于良、恶性病变的区分

C. 增加乳房后内深部病变的显示　　　D. 利于乳房外侧部深部病变的显示

E. 与标准体位结合确切乳腺病变的定位

49. 在 X 线平片上乳腺癌最常发生的部位是(　　)

A. 乳晕后大导管　　　　　　　　　　B. 乳晕下区域

C. 腺体组织和脂肪组织交界区　　　　D. 腺体组织

E. 腺体后脂肪组织

50. 腺体的 X 线表现为(　　)

A. 呈放射状向乳腺深部走行的致密影　B. 皮肤与腺体之间的高度透亮带

C. 乳腺内部片状的致密阴影　　　　　D. 乳腺组织与胸壁之间的透亮带

E. 乳腺上部皮下脂肪层中线条状影

51. 乳腺实质是指(　　)

A. 分布于胸前浅筋膜与深筋膜之间

B. 包括乳腺腺管、腺体和乳腺间质

C. 有的作者又将其称作纤维腺体组织

D. 被乳腺间质(脂肪和纤维等结缔组织)包绕

E. 其中有乳腺 Cooper 悬韧带与皮肤牵连

52. 关于乳腺密度的叙述,**错误**的是(　　)

A. 不同个体的乳腺密度差异很大

B. 同一个体在不同年龄阶段乳腺密度差异很大

C. 成年人随着年龄增加,腺体密度逐渐减少

D. 成年人随着年龄增加,腺体密度逐渐增加

E. 乳腺腺体密度与个体的激素水平关系密切

53. X 线平片上正常淋巴结大小的诊断标准是(　　)

A. 长轴大于 1cm　　　　B. 短轴大于 1cm　　　　C. 长轴等于 1~2cm

D. 短轴小于 1cm　　　　E. 短轴等于 1~2cm

54. 乳腺疾病三大主要症状是(　　)

A. 肿块、皮肤红肿和乳头溢液　　　　B. 皮肤红肿、周期性不适和乳头溢液

C. 肿块、疼痛和乳头溢液　　　　　　D. 周期性不适、肿块和乳头溢液

E. 疼痛、肿块和皮肤红肿

55. 关于乳腺纤维囊性改变的描述,**正确**的是(　　)

A. 乳腺纤维囊性改变是最常见的乳腺疾病

B. 约80%25~45 岁的育龄女性由于内分泌多次变化,都有不同程度的乳腺纤维囊性改变

    C. 大部分乳腺纤维囊性改变表现为肿块,一般不伴疼痛

    D. 乳腺纤维囊性改变所出现的肿块大小大多不随月经周期变化而变化

    E. 乳腺纤维囊性改变一般伴有的较大的囊肿形成

56. 关于乳腺恶性肿瘤症状的描述,**错误**的是(　　　)

    A. 在普查或无意中自检发现的无痛性肿块可能是乳腺恶性肿瘤

    B. 乳腺恶性肿瘤肿块质地坚硬,表面不平,活动差,或与乳腺实质整体推动

    C. 乳腺癌较多见,乳腺肉瘤和淋巴瘤较少见

    D. 乳腺癌较小时临床可能无法触及肿块

    E. 乳腺 X 线摄影一般不能发现临床不能扪及肿块的乳腺癌

【答案】

1. B	2. C	3. E	4. D	5. A	6. E	7. A	8. B	9. B	10. C
11. C	12. D	13. C	14. D	15. B	16. C	17. D	18. B	19. E	20. A
21. C	22. E	23. D	24. B	25. D	26. D	27. A	28. C	29. B	30. E
31. A	32. B	33. E	34. A	35. D	36. C	37. B	38. B	39. D	40. D
41. D	42. E	43. A	44. B	45. C	46. D	47. E	48. B	49. C	50. D
51. A	52. D	53. E	54. C	55. B	56. E				

第五章　X 线造影检查技术

第一节　对　比　剂

一、单项选择题

单项选择题(A1 型题)答题说明:每一道考试题下面有 A、B、C、D、E 5 个备选答案。请从中选择 1 个最佳答案,并填在(　　　)中。

1. 有关离子型对比剂特点的叙述,**错误**的是(　　　)

    A. 渗透压高　　　　　　　B. 不易溶于水　　　　　　　C. 副反应较常见

    D. 分子中含有羧基　　　　E. 不发生电离作用

2. 关于对比剂的叙述,**错误**的是(　　　)

    A. 对比剂是用于图像诊断的一种辅助药物

    B. DSA 检查时以离子型对比剂为主

    C. 离子型对比剂溶于水后都发生电离

    D. 理想的对比剂副作用和毒性都较小

    E. 对比剂用于扩大人体组织间的影像对比度

3. 根据对比剂对 X 线吸收程度不同,可将其分为(　　　)

    A. 离子型和非离子型　　　　　　　　B. 碘制剂和非碘制剂

    C. 血管内对比剂和血管外对比剂　　　D. 细胞内对比剂和细胞外对比剂

    E. 阴性对比剂和阳性对比剂

4. 在 X 线摄影中使用对比剂可以增加组织间的对比,有助于形成影像。肝肾功能严重受损不能进行静脉尿路造影检查的原因**不是**(　　　)

    A. 不能正常显影　　　　　　B. 损伤肝肾功能　　　　　　C. 必然发生过敏反应

D. 不能正常排泄对比剂　　　E. 机体抵抗力低下

5. 使组织结构影像产生对比最明显的手段是(　　)

A. 利用天然对比　　　B. 利用生理功能　　　C. 利用人工对比

D. 利用专用设备　　　E. 利用高反差胶片

6. 下列对比剂中属非离子型对比剂的是(　　)

A. 碘番酸　　　B. 碘他拉葡胺　　　C. 碘海醇

D. 泛影葡胺　　　E. 碘阿酚酸

7. 关于水溶性有机碘对比剂在体内的代谢,正确的是(　　)

A. 主要经肝、胆排泄　　　B. 肝胆、肾排泄量相同

C. 除肝胆、肾外再无其他排泄途径　　　D. 主要经肾排泄,以肾小球滤过排泄为主

E. 以上说法全不对

8. 关于碘化油的说法,**错误**的是(　　)

A. 属无机碘制剂　　　B. 可用于瘘管、子宫、输卵管、支气管造影

C. 黏度高、比重大、不溶于水　　　D. 吸收慢,造影完毕后应尽量将其吸出

E. 可用于脑血管造影检查

9. 最常用的阴性造影剂是(　　)

A. 氧气　　　B. 二氧化碳　　　C. 空气

D. 氮气　　　E. 氦气

10. 关于胃肠双重对比造影剂,**错误**的是(　　)

A. 高浓度　　　B. 低黏度　　　C. 粗颗粒

D. 黏附性强　　　E. 不易沉淀

11. 上消化道造影,硫酸钡造影剂的浓度是(　　)

A. 60%~120%　　　B. 160%~200%　　　C. 250%~300%

D. 120%~150%　　　E. 120%~200%

12. 非离子型对比剂与离子型对比剂比较,唯一的缺点是(　　)

A. 含碘浓度高　　　B. 造影效果好　　　C. 毒性小

D. 副作用少　　　E. 价格贵

13. 关于阴性对比剂的特点,**错误**的是(　　)

A. 密度低　　　B. 成本低　　　C. 重量轻

D. 原子量高　　　E. X线易穿过

14. 关于碘对比剂,**错误**的是(　　)

A. 是阳性对比剂　　　B. 不必做碘过敏试验

C. 经肾排泄型使用较多　　　D. 分离子型和非离子型

E. 分有机碘化物和无机碘化物

15. 应用胃肠道造影的对比剂是(　　)

A. 硫化钡　　　B. 氯化钡　　　C. 碳酸钡

D. 硫酸钡　　　E. 氰化铂钡

16. 属于无机碘对比剂的是(　　)

A. 碘帕醇　　　B. 碘化油　　　C. 碘番酸

D. 碘化钠　　　E. 碘苯酯

17. 经肝脏排泄的静脉注射对比剂有（　　）

    A. 胆影葡胺　　　　　　　　　B. 碘肽葡胺　　　　　　　　　C. 碘葡酰胺

    D. 碘番酸　　　　　　　　　　E. 碘卡明

18. 口服胆囊造影,使用的对比剂是（　　）

    A. 碘番酸　　　　　　　　　　B. 碘比乐　　　　　　　　　　C. 碘化钠

    D. 泛影葡胺　　　　　　　　　E. 胆影葡胺

19. 下列哪种对比剂是最理想的血管造影对比剂（　　）

    A. 泛影葡胺　　　　　　　　　B. 威视派克　　　　　　　　　C. 三代显

    D. 碘海醇(欧乃派克)　　　　　E. 优维显

二、多项选择题

    多项选择题答题说明:每一道考试题下面有 A、B、C、D、E 5 个备选答案。请从中选择至少1 个答案,多选或少选均不得分。

1. 理想的对比剂应具备的条件包括（　　）

    A. 与人体组织的密度对比相差较大,显影效果良好

    B. 无味、无毒性及刺激性和不良反应小,具有水溶性

    C. 黏稠度低,无生物活性,易于排泄

    D. 理化性能稳定,久贮不变质

    E. 价廉且使用方便

2. 属于 X 线阴性对比剂的有（　　）

    A. 空气　　　　　　　　　　　B. 氧气　　　　　　　　　　　C. 二氧化碳

    D. 钡剂　　　　　　　　　　　E. 碘剂

3. 属于非离子型 X 线对比剂的有（　　）

    A. 复方泛影葡胺　　　　　　　B. 碘克酸　　　　　　　　　　C. 碘海醇(欧乃派克)

    D. 碘普罗胺(优维显)　　　　　E. 碘曲仑(伊索显)

4. 属于对比剂引入途径中直接引入的有（　　）

    A. 消化道钡餐造影　　　　　　B. 子宫输卵管造影　　　　　　C. 椎管造影

    D. 静脉肾盂造影　　　　　　　E. 间接淋巴管造影

【答案】

一、单项选择题

1. E　　2. B　　3. E　　4. D　　5. C　　6. C　　7. D　　8. E　　9. C　　10. C

11. B　　12. E　　13. D　　14. B　　15. D　　16. D　　17. A　　18. A　　19. B

二、多项选择题

1. ABCDE　　2. ABC　　3. CDE　　4. ABC

第二节　使用对比剂的注意事项

一、单项选择题

    单项选择题(A1 型题)答题说明:每一道考试题下面有 A、B、C、D、E 5 个备选答案。请从中选择 1 个最佳答案,并填在（　　）中。

1. 以下**不属于**碘过敏试验方法的是（　　）

    A. 静脉注射法　　　　　　　　B. 口服试验　　　　　　　　　C. 舌下试验

D. 皮下试验　　　　　　　　E. 结膜试验

2. 解除因腹部加压引起迷走神经反应的最有效的措施是(　　)

    A. 抗休克措施　　　　　　B. 注射阿托品　　　　　　C. 注射肾上腺素

    D. 立即解除压迫　　　　　E. 输液加速对比剂的排泄

3. 下列碘过敏试验方法,最可靠的是(　　)

    A. 静脉注射法　　　　　　B. 口服试验　　　　　　　C. 舌下试验

    D. 皮内试验　　　　　　　E. 结膜试验

4. 下列不良反应表现需要急救的是(　　)

    A. 打喷嚏　　　　　　　　B. 头晕　　　　　　　　　C. 腹痛腹泻

    D. 结膜充血　　　　　　　E. 意识丧失

5. 碘对比剂血管内给药后迟发性不良反应是指对比剂注射后多长时间的不良反应(　　)

    A. 30min 至 24h　　　　　B. 30min 至 1w　　　　　C. 1h 至 24h

    D. 1h 至 1w　　　　　　　E. 30min 至 48h

6. 对比剂外渗严重者,处理正确的是(　　)

    A. 抬高患肢,促进血液回流　　　　　　B. 不需要处理

    C. 硫酸镁保湿热敷　　　　　　　　　　D. 在外用药物基础上口服地塞米松

    E. 使用 50% 硫酸镁保湿冷敷

7. **不是**慎用碘对比剂情况的是(　　)

    A. 肺动脉高压　　　　　　B. 甲状腺功能亢进　　　　C. 孕妇

    D. 支气管哮喘　　　　　　E. 高胱氨酸尿

8. 下列对比剂温度最适宜的是(　　)

    A. 39℃　　　　　　　　　B. 38℃　　　　　　　　　C. 37℃

    D. 36℃　　　　　　　　　E. 35℃

9. 对比剂对主要系统的影响描述,**不正确**的是(　　)

    A. 对比剂本身的毒性可引起肾小球及肾小管受损

    B. 离子型对比剂可以破坏血脑屏障

    C. 对比剂使心肌收缩功能减弱,血管舒张,血压下降,致使肾血流量减少

    D. 对比剂使泌尿系统发生肾功能衰竭

    E. 非离子型对比剂可抑制心脏传导系统功能,使心率减慢,还可使血管扩张

10. 签署碘对比剂使用的知情同意书之前,**不需要**了解的受检者情况是(　　)

    A. 有无碘过敏史　　　　　B. 肾功能不全　　　　　　C. 心、肝、肺功能的异常

    D. 消化不良　　　　　　　E. 甲状腺功能亢进

二、B1 型题

B1 型题答题说明:以下提供若干组考题,每组考题共用考题前列出的 A、B、C、D、E 5 个备选答案。请从中选择 1 个与问题关系最密切的答案,某个备选答案可能被选择一次、多次或不被选择。

(1~3 题共用备选答案)

    A. 唾液过多　　　　　　　B. 四肢发热　　　　　　　C. 声音嘶哑、肢体抽动

    D. 头痛、头晕　　　　　　E. 意识模糊

1. 轻度反应是(　　)

2. 中度反应是(　　)

3. 重度反应是( )

三、多项选择题

多项选择题答题说明:每一道考试题下面有 A、B、C、D、E 5 个备选答案。请从中选择至少 1 个答案,多选或少选均不得分。

急性不良反应包括( )

A. 恶心、呕吐   B. 荨麻疹   C. 支气管痉挛

D. 喉头水肿   E. 高血压

【答案】

一、单项选择题

1. D   2. D   3. A   4. E   5. D   6. D   7. B   8. C   9. E   10. D

二、B1 型题

1. D   2. C   3. E

三、多项选择题

ABCD

第六章　X 线影像质量管理及控制

一、单项选择题

单项选择题(A1 型题)答题说明:每一道考试题下面有 A、B、C、D、E 5 个备选答案。请从中选择 1 个最佳答案,并填在( )中。

1. 下列叙述**错误**的是( )

A. 影像质量是对诊断的价值

B. 管理是指导和控制各组织的相互协调活动

C. 质量管理是指制订质量计划并为实现该计划所开展的一切活动的总和

D. 质量管理包括 QA 和 QC 一切活动的全部过程

E. TQM 是指质量管理

2. 全面质量管理简称( )

A. TQM   B. QA   C. QC

D. QM   E. CQI

3. 依靠观察者的主观判断进行的评价方法是( )

A. 主观评价法   B. 客观评价法   C. 模糊数学评价法

D. 综合评价法   E. ROC 评价法

4. **不是**标准影像必须遵守的规则是( )

A. 影像显示能满足诊断学要求

B. 影像注释完整、无误

C. 无任何技术操作缺陷

D. 对检查部位之外的辐射敏感组织和器官加以屏蔽

E. 影像诊断密度值范围应控制在 2.0~2.5

5. 模拟成像与数字成像质量评价的异同点**不包括**( )

A. 分辨力评价结果   B. ROC 曲线评价异同   C. 量子噪声的异同

    D. MTF 测试的异同   E. WS 测试的异同

6. 数字 X 线摄影系统检测指标**不包括**（   ）

    A. 辐射输出的空气比释动能   B. 空间分辨力   C. 低对比度分辨率

    D. 胶片宽容度   E. X 射线管的电压

    单项选择题（A2 型题）答题说明：以下每个案例下设若干考题。每个考题有 A、B、C、D、E 5 个备选答案。请从中选择 1 个最佳答案，并填在（   ）中。

    （7~11 题共用题干）

    X 射线影像诊断的正确性相当程度上依赖于 X 射线影像的质量，而影像形成过程中的每个环节都可能导致影像质量下降，影像质量下降的后果是使诊断信息丢失，影响正确诊断。影像质量评价是对影像形成过程中的各个环节的性能进行评价，从而确定所成影像的质量好坏及是否符合诊断要求。

7. 属于主观评价方法的是（   ）

    A. MTF   B. NEQ   C. DQE

    D. SNR   E. ROC

8. 属于客观评价方法的是（   ）

    A. ROC 曲线法   B. 模糊数学评价法   C. 对比度清晰度曲线图法

    D. QA 和 QC   E. MTF

9. 用测定构成影像的物理属性评价影像质量的方法是（   ）

    A. 主观评价法   B. 客观评价法   C. 综合评价法

    D. MTF 法   E. ROC 法

10. 描述噪声和空间分辨力的关系的是（   ）

    A. MTF   B. ROC   C. DQE

    D. NEQ   E. WS

11. 关于主观评价方法和客观评价方法，**错误**的是（   ）

    A. 主观评价方法比客观评价方法好   B. 两者各有优缺点

    C. 两者相互补充   D. 两者相辅相成

    E. 单纯应用哪一种都是不全面的

    （12~14 题共用题干）

    医学影像质量控制标准制订的目的是以最低辐射剂量、最好影像质量为临床诊断提供可供信赖的医学影像信息。影像质量评价标准包括：①以诊断学要求为依据；②以能满足诊断学要求的技术条件为保证；③同时充分考虑减少影像检查的辐射剂量。

12. 以下属于诊断学标准的是（   ）

    A. 摄影体位选择正确   B. 解剖结构和影像细节清晰可见

    C. 曝光条件选择合适   D. 受照剂量最优化

    E. 影像密度显示良好

13. 下列**不属于**标准影像必须遵循的一般规则的是（   ）

    A. 影像注释完整   B. 无任何技术操作缺陷

    C. 被照部位防护全面   D. 无影像诊断的变形

    E. 影像显示能满足诊断学要求

14. 胸部正位的影像质量标准中，气管的密度标准为（   ）

    A. 0.62 ± 0.03 B. 1.7 ± 0.05 C. 1.13 ± 0.04

D.　0.37±0.02　　　　　　　　E.　0.44±0.02

二、B1 型题

B1 型题答题说明:以下提供若干组考题,每组考题共用考题前列出的 A、B、C、D、E 5 个备选答案。请从中选择 1 个与问题关系最密切的答案,某个备选答案可能被选择一次、多次或不被选择。

(1~5 题共用备选答案)

A.　NEQ、DQE　　　　　　　B.　MTF　　　　　　　　C.　RMS、WS

D.　ROC　　　　　　　　　　E.　SNR

1. 受试者操作特性曲线是(　　　)

2. 起初用于评价天体物理摄影系统成像质量的物理量的是(　　　)

3. 描述 X 线图像斑点特征的物理量是(　　　)

4. 描述成像系统分辨率特性的重要参量是(　　　)

5. 信噪比是(　　　)

【答案】

一、单项选择题

1. C　　2. A　　3. A　　4. E　　5. C　　6. D　　7. E　　8. E　　9. B　　10. E

11. A　　12. B　　13. C　　14. A

二、B1 型题

1. D　　2. A　　3. C　　4. B　　5. E

40检